座ってできる!
シニアヨガ

Senior Yoga

シニアヨガインストラクター **山田いずみ**

講談社

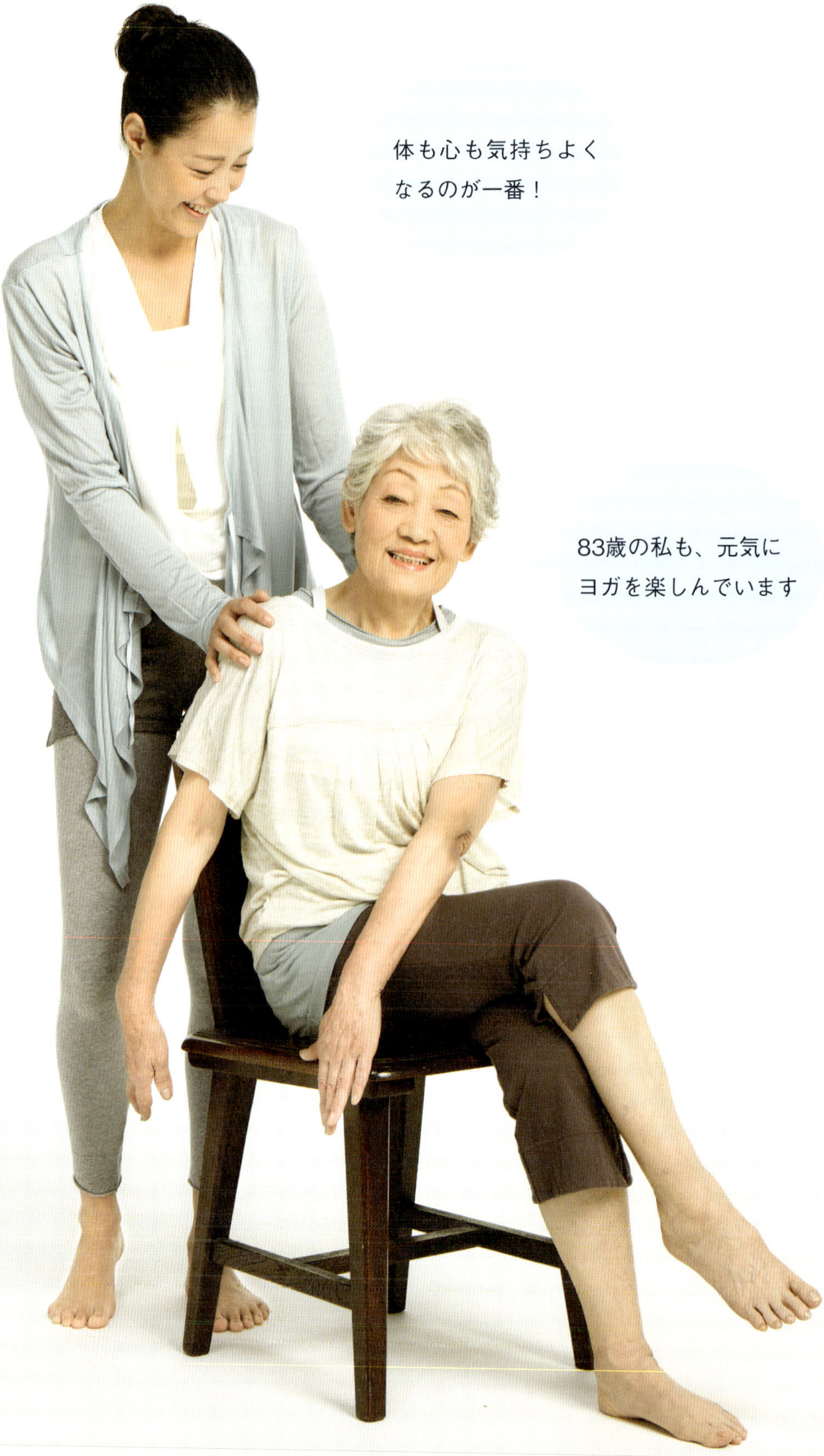
体も心も気持ちよく
なるのが一番！
83歳の私も、元気に
ヨガを楽しんでいます

はじめに

今、健康や美容を目的にヨガを始める人が増えています。
ヨガをすると、体、そして心が気持ちよく調和されていく。
きっかけは違っても、始めた人の多くが、そんな感覚を覚えています。
「ヨガでおじいちゃん、おばあちゃんを笑顔にしたい！」
「このすばらしい効果は、高齢化社会の介護予防にきっと役立つ！」
本格的にヨガに取り組むうちに、私の中に熱い思いが芽生えました。
その思いに動かされ、私は実際に介護の仕事に就き、支援や介護が必要な高齢者の体と心について学んだのです。
こうして確立したのが、伝統的なヨガのポーズと哲学を大事にしながら、イスに座ったままできる「シニアヨガ」プログラム。この本では、中でも最も基本的で実践しやすいメニューを集め、ご紹介します。

今、私は全国のさまざまなシニアの方とヨガを行っています。また、介護施設のスタッフの方にもそのよさを伝え、取り入れていただくために「シニアヨガ」の講習会を開き、自らも足を運んでお手伝いをしています。
実は、この本に出てくれている私の祖母も「シニアヨガ」の愛好者。83歳ながら、元気にヨガを楽しんでいるんですよ！
お家で家族と一緒に、シニアサークルなどでお友達と集まって。
みなさんもぜひ、心身を元気にする「シニアヨガ」をやってみてください。
楽しく続けるうちに、体も心も解放され、明るくいきいき、気持ちよくなるのを感じていただけるはずです。

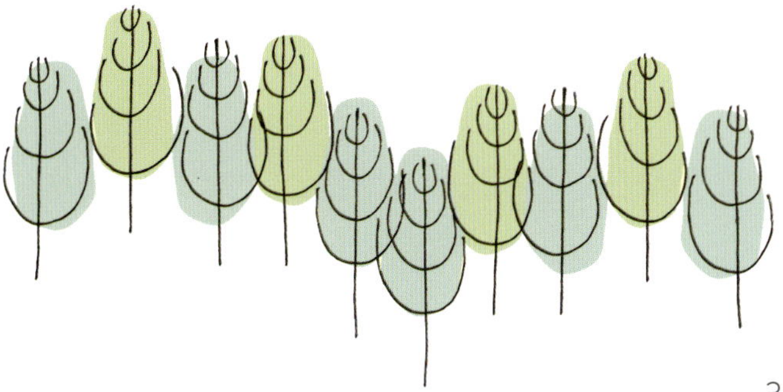

もくじ

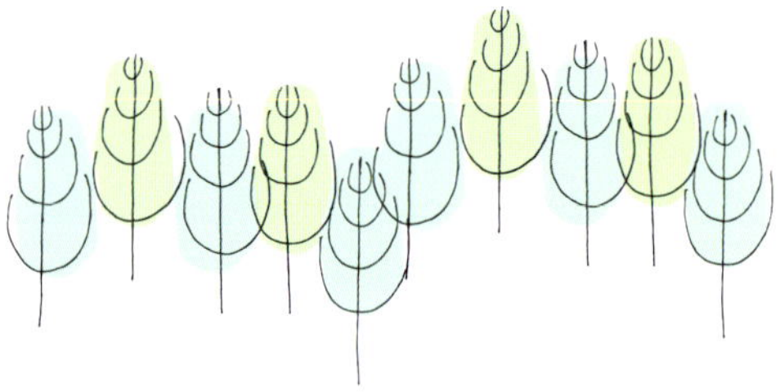

第1章　続ければ体も心もいきいき！
10分間シニアヨガ 基本のメニュー

第2章 気になる不調を改善・予防！ お悩み別シニアヨガ

なぜ、ヨガなのか？

シニアが抱える体と心の不調

年齢を重ねることで、体にも心にも徐々にさまざまな変化が表れます。

- 体力、筋力、柔軟性、バランス感覚の低下
- 姿勢の崩れ
- 意欲と気力の低下
- 不眠や不安感

こうした変化は、年齢を重ねれば、当然誰にでも表れるもの。「衰えてしまったな」「あの人は元気でうらやましい」と悲観することはありません。「シニアヨガ」は、そんな人でも、自分のペースでできます。大切なのは、今の状態を受け入れ、無理せず、のんびりやってみることです。

体と心に、ゆったり効いてくる

加齢による変化を感じると、「運動が苦手だから、ヨガなんて無理」と、ついネガティブになってしまいますね。実は、そんな人にこそヨガはおすすめ。ヨガには、年齢を重ねた人の不調に働きかける大きな効果があります。

①呼吸の効果

ポーズだけを見ると、ヨガはストレッチに似ています。大きな違いは、呼吸に重きを置いている点。ゆったり息をすることを習慣づけると、気づかぬうちに抱えている緊張をほぐすことができ、自律神経や血圧の安定にもつながります。

②姿勢改善の効果

足腰が弱る、歩くのがつらくなる、飲み込みづらくなるといった高齢者の問題の根本には、筋力の低下による姿勢の崩れがあります。ヨガを行うと、知らず知らずのうちに姿勢が整ってきます。見た目も若々しくなり、加齢による衰えを防ぐことができます。

③心の安定

ヨガの呼吸は、体に活力を与えると同時に、深いリラックス感を与えてくれます。自律神経のリズムが整うので、不眠や不安感といった心の問題にも作用します。

楽しく、のんびり介護予防

この本で紹介するメニューは、イスに座ったままできるものを中心にしていますから、立っているのがつらい人でも十分に行うことができます。最初は、体が硬くてうまくできないかもしれませんが、できる範囲で続けてみてください。
ヨガの効果は、薬とは違ってとてもゆるやかです。その代わり、自分で自分を整える力を養うことができ、根本的な強さを与えてくれます。「今日はやるのを忘れちゃった」という日があっても大丈夫！　半年、１年と、のんびり継続すれば、その効果を必ず感じていただけるはずです。

ヨガの姿勢改善効果

日常生活で猫背になってしまった姿勢が、たった1回のヨガでピンとまっすぐに！　姿勢が整うことで、歩行も楽になります。

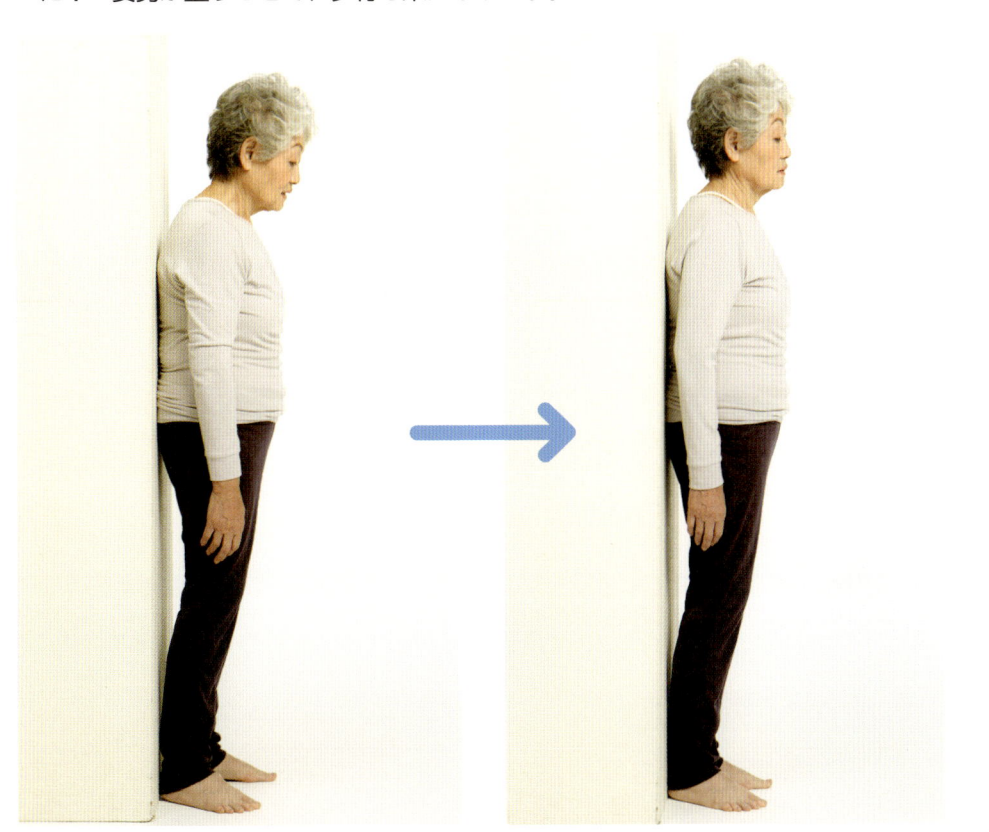

この本の使い方

ポーズの難易度を確認

ポーズの難易度を、★印にして表しました。筋力や柔軟性に自信のない人は、★の少ないものから挑戦してみてください。

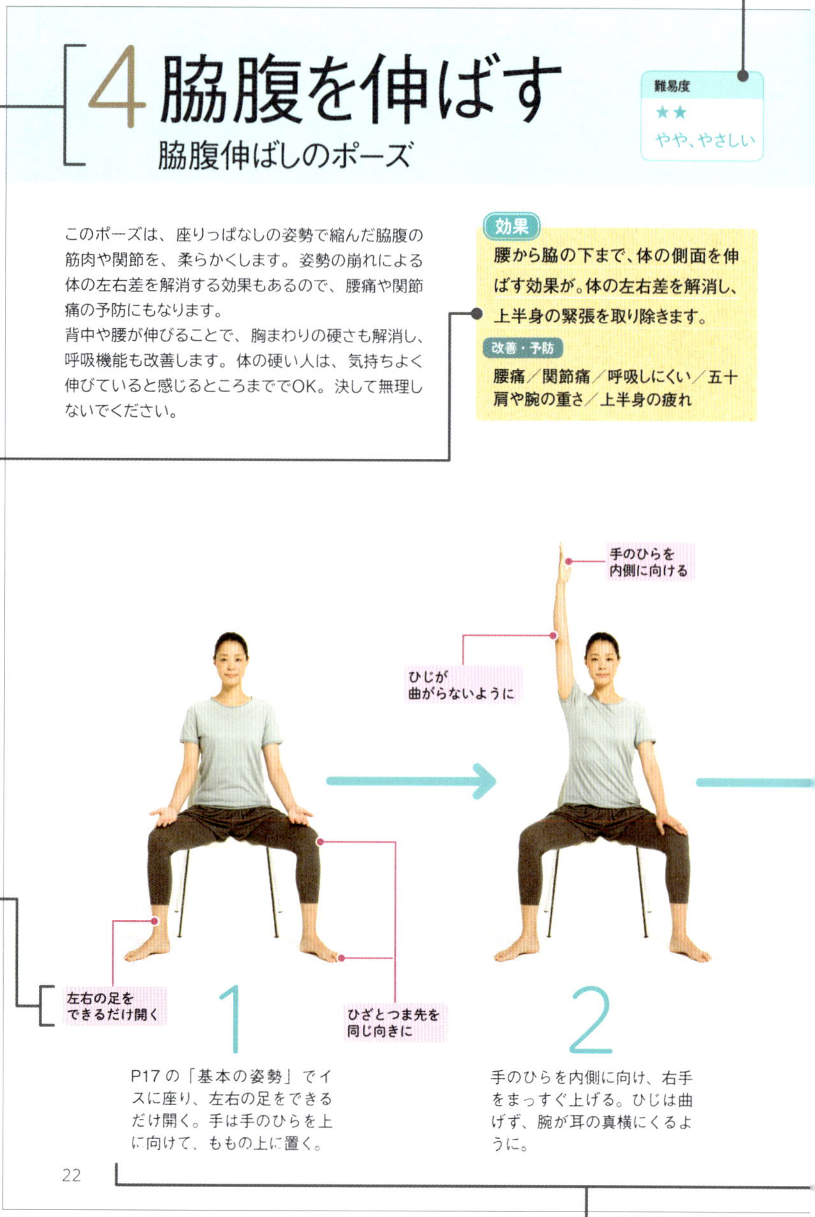

4 脇腹を伸ばす
脇腹伸ばしのポーズ

難易度
★★
やや、やさしい

このポーズは、座りっぱなしの姿勢で縮んだ脇腹の筋肉や関節を、柔らかくします。姿勢の崩れによる体の左右差を解消する効果もあるので、腰痛や関節痛の予防にもなります。
背中や腰が伸びることで、胸まわりの硬さも解消し、呼吸機能も改善します。体の硬い人は、気持ちよく伸びていると感じるところまででOK。決して無理しないでください。

効果
腰から脇の下まで、体の側面を伸ばす効果が。体の左右差を解消し、上半身の緊張を取り除きます。

改善・予防
腰痛／関節痛／呼吸しにくい／五十肩や腕の重さ／上半身の疲れ

左右の足をできるだけ開く
ひざとつま先を同じ向きに
ひじが曲がらないように
手のひらを内側に向ける

1
P17の「基本の姿勢」でイスに座り、左右の足をできるだけ開く。手は手のひらを上に向けて、ももの上に置く。

2
手のひらを内側に向け、右手をまっすぐ上げる。ひじは曲げず、腕が耳の真横にくるように。

22

動きの目的とポーズ名

各メニューの目的とポーズ名を紹介。ポーズを行う際は、目的どおりに体が動かせているかを意識して行いましょう。

効果と改善・予防のポイント

このポーズを行うと体にどう効くのか、さまざまな効果をまとめています。改善したいポイントを見つけて、健康増進に役立ててください。

動きの注意ポイント

各動きで注意してほしいポイントは、写真に引き出し線を入れて解説。しっかり読んで、チェックしながら行いましょう。

ステップに沿って実践

ポーズは、いくつかのステップに沿ってやり方を説明しています。流れに沿って、写真を見ながら実践してください。

第1章
「10分間シニアヨガ 基本のメニュー」
すべての人にまずやっていただきたい「基本のメニュー」です。姿勢、呼吸など、ヨガの基本が詰まったメニューなので、これからやってみましょう。

第2章
「お悩み別シニアヨガ」
腰痛、肩こり、ひざ痛、転倒予防、むくみ・冷え、不眠の6つの悩みに効くメニューを紹介しています。悩みに合わせて選び、「基本のメニュー」の後に行いましょう。

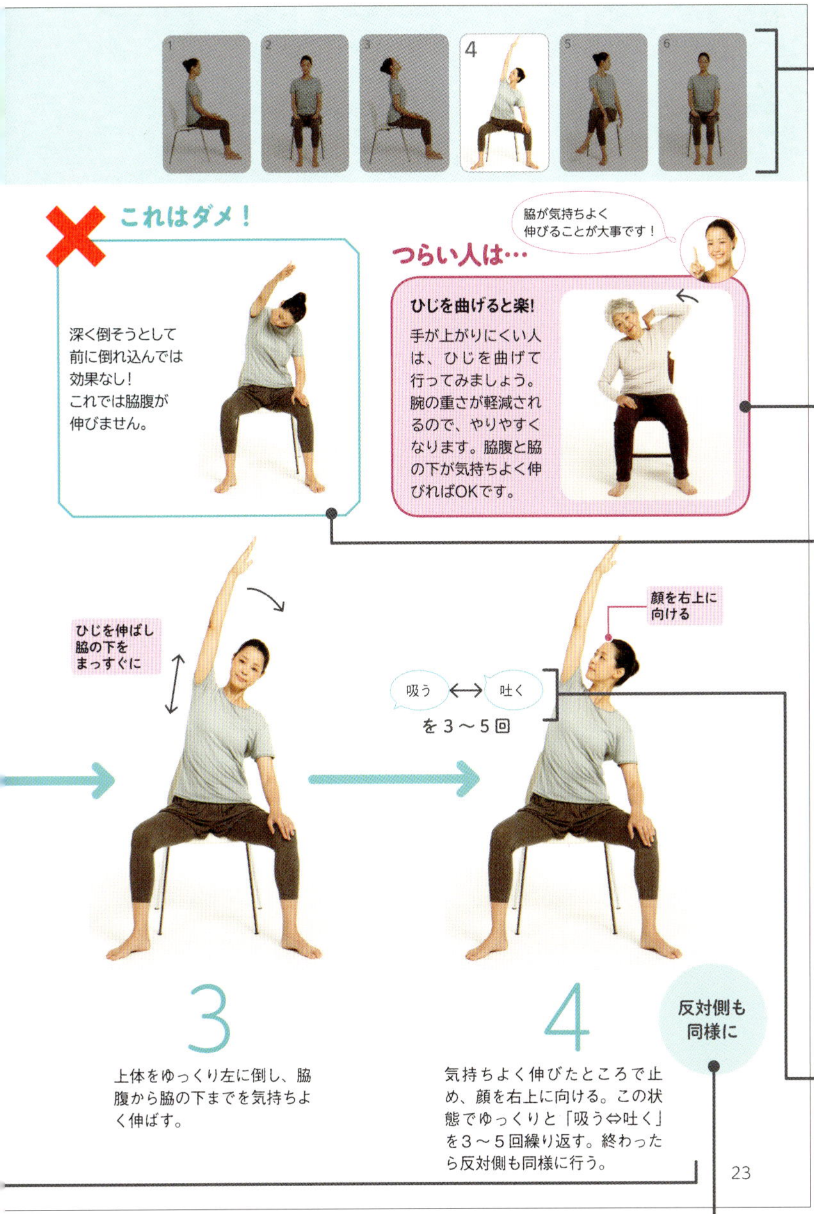

1
2
3
4
5
6
これはダメ！
深く倒そうとして前に倒れ込んでは効果なし！これでは脇腹が伸びません。
脇が気持ちよく伸びることが大事です！
つらい人は…
ひじを曲げると楽!
手が上がりにくい人は、ひじを曲げて行ってみましょう。腕の重さが軽減されるので、やりやすくなります。脇腹と脇の下が気持ちよく伸びればOKです。
ひじを伸ばし脇の下をまっすぐに
顔を右上に向ける
吸う ⇔ 吐く
を3〜5回
3
上体をゆっくり左に倒し、脇腹から脇の下までを気持ちよく伸ばす。
4
気持ちよく伸びたところで止め、顔を右上に向ける。この状態でゆっくりと「吸う⇔吐く」を3〜5回繰り返す。終わったら反対側も同様に行う。
反対側も同様に
23

第1章は6つのメニューで完了
第1章の「基本のメニュー」は、6つのメニューで完了します。今やっているのが何番目のメニューなのかは、ここを見れば確認できます。

つらい人のためのアレンジも紹介
体が硬い人、バランスが不安定な人などのために、楽にできるパターンも紹介。難しい場合は、こちらのパターンをしっかり行ってください。

やりがちな「間違い動作」
体の使い方や向きをちょっと間違えただけで、ポーズの効果が得られなくなるからご注意を。間違いやすいポイントを確認しましょう。

呼吸のポイントを確認
「吸う」「吐く」のポイントは、ここをチェック！　ポイントが書かれていない動きでは、呼吸を止めずに行うことを意識してください。

左右同様に行うマーク
左右で同じように行うものについては、最後にこのマークをつけました。

始める前の注意点

安全にヨガを行い、体と心にしっかり効かせるために、注意していただきたいポイントをまとめました。しっかり押さえておきましょう。

●体調をチェックする

ヨガは、満腹時を避けて行ってください。かぜをひいているなど、体調がすぐれない日はお休みしましょう。

【こんな日はお休みして】

・かぜをひいている
・心臓がドキドキする、呼吸しにくい
・熱がある
・痛みがある

※血圧を測って体調管理を

血圧は、その日の体調を教えてくれます。朝晩、決まったタイミングで血圧を測ると、その日の体調を確認することができます。

●服装・環境

ヨガを行うときは、体を動かしやすい服装、呼吸しやすい締めつけのない服装にしましょう。温度と湿度に気をつけ、運動しやすい室内環境で実践してください。

●水分補給を忘れずに

ヨガを行うと、内側からじんわり温まり、体内の巡りがよくなって老廃物を排出しやすくなります。始める前に白《さ》湯《ゆ》や水を飲んで水分を補給し、時間をかけて行う際は、途中でも水分を補ってください。

●呼吸を止めない

慣れないうちは、体の動きやポーズの形に気を取られ、呼吸を止めてしまうことがあるので注意してください。ポーズをきれいに決めることより、ゆったりとした呼吸を続けることが大切です。

●がんばりすぎない、人と比べない

決してがんばりすぎる必要はありません。どのポーズも、呼吸が快適にできる範囲で行うことが大切です。「できるところまで」「気持ちのいいところまで」にしてください。家族や仲間と一緒に行うと、つい人と比べてしまいますが、「まわりと同じように」という思いはバランスを崩す原因になります。自分のペースを大事にしてください。

●通院中の人は医師と相談を

痛みや不調を抱えている人は、病院で検査を行って原因を明らかにし、医師の許可を得てからヨガを行いましょう。つらい症状や痛みがある場合は、薬などによる治療を行いながらヨガを取り入れると、治療の助けになることが期待できます。

●介助が必要な人は慎重に

この本では、立っているのがつらい人や、運動・歩行が難しい人でもできる簡単なメニューを紹介していますが、安全面には十分に配慮してください。特に介助が必要な人は、サポートしてもらいながらやってみてください。

イスの選び方

「シニアヨガ」は、イスに座って行うポーズがメインです。ご家庭のダイニングチェアや、施設にあるパイプイスなど、背もたれがあり、ひじ掛けのないイスを用意してください。

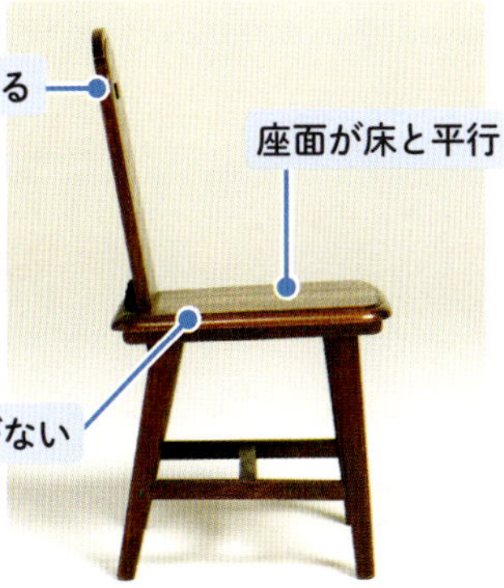
背もたれがある
座面が床と平行
ひじ掛けがない

※お尻が沈み込むほどクッション性のあるものは避けてください。

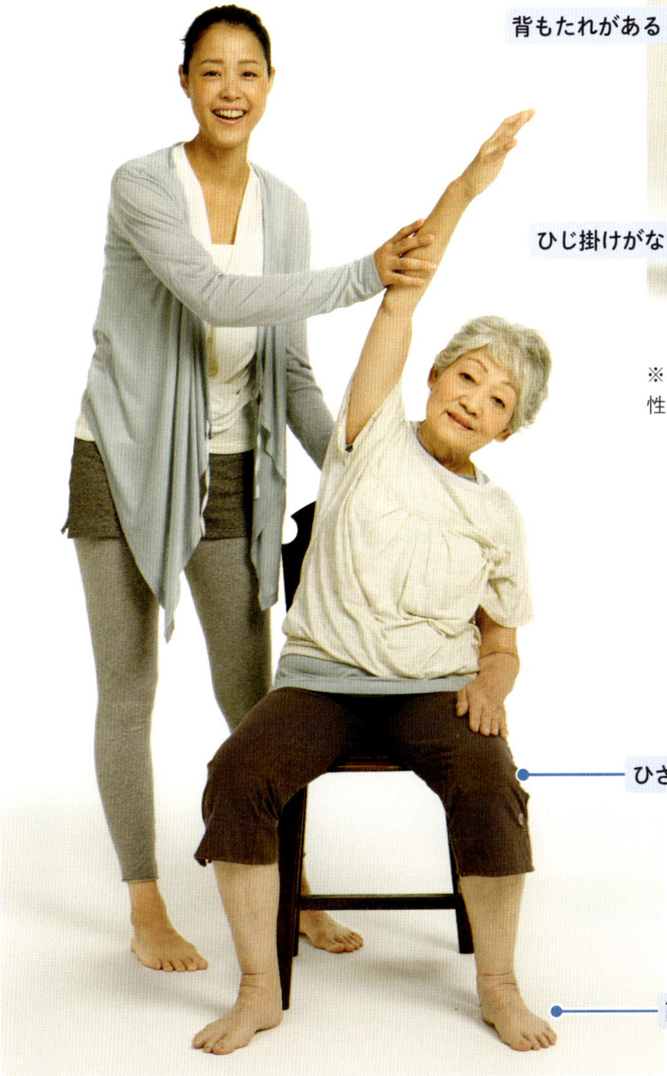
ひざが90度に曲がる
両足がしっかり床につく

COLUMN

シニアヨガの現場から 1

認知症の方も無理なくでき、体にも気持ちにも明るい変化が

山田いずみ先生を、施設にお招きしてヨガを教えていただいています。施設利用者は80代が中心で、7割以上は認知症の方です。イスに座って行うヨガなので実践しやすく、できる範囲で取り組めるので、多くの方が参加されています。中には、要介護度の高い特別養護老人ホームの方もいらっしゃいます。

いずみ先生のヨガは、利用者みんなの楽しみのひとつ。若い先生と一緒にヨガで体を動かすのが、いい刺激になっているようです。

ヨガの効果は、参加者にさまざまな変化となって表れています。食欲が出た、便秘が改善したといった健康面はもちろん、認知症の方が以前より活動的になるなど、精神面での変化も大きいです。

「シニアヨガ」は、施設のレクリエーションとして大きな魅力。今後もぜひ続けていただきたいと思います。

（高齢者福祉施設 スタッフ）

第1章

続ければ体も心もいきいき！

10分間シニアヨガ基本のメニュー

深い呼吸と正しい姿勢で、
全身を調整する基本のメニューです。
トータル10分程度でできるので、
毎日の習慣にしてください。

1日10分だけでOKです!

さまざまな不調の原因となる姿勢を整えましょう

シニアの不調の原因の多くは、姿勢の悪さにあります。背中が曲がると胸が閉じて呼吸が浅くなり、体のバランスが安定せず転倒しやすくなります。バランスをとるためにひざが曲がると、つま先が上がらず、つまずきやすくなります。さらには、飲み込みにくくなる、失禁しやすくなる、内臓の働きが低下するといった不調にもつながります。

「基本のメニュー」では、ヨガの基本である深い呼吸をしながら、姿勢を整えていきます。6つのメニューをすべて行うと、トータルで10分程度。リラックスしながら行ってください。

1 基本の姿勢

イスに座り、まっすぐな正しい姿勢に整えます。「シニアヨガ」の基本の姿勢です。

→P16〜17

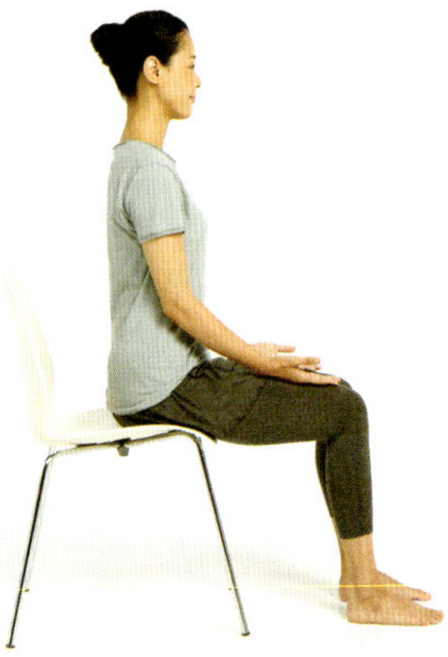

2 呼吸を見つめる

深い呼吸をしながら、自分の内面に意識を向けます。日常生活で浅くなりがちな呼吸を整えていきましょう。

→P18〜19

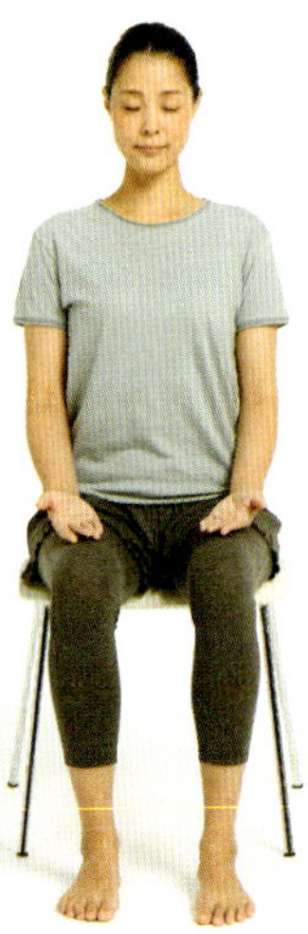

3 背中を丸める 猫のポーズ

硬くなりがちな背中、胸まわりをほぐし、日常生活で身についた姿勢のクセを取り除きます。

→P20〜21

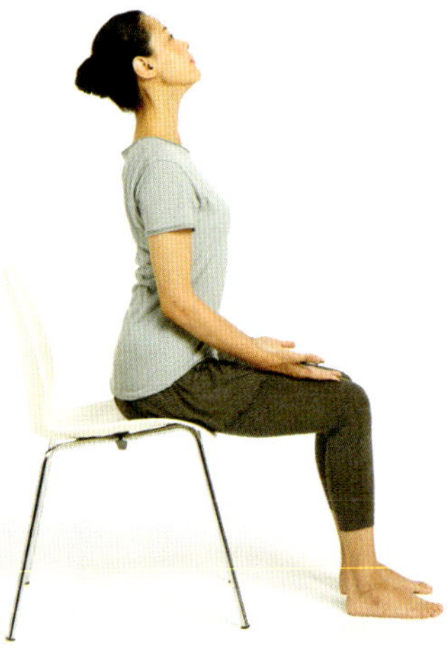

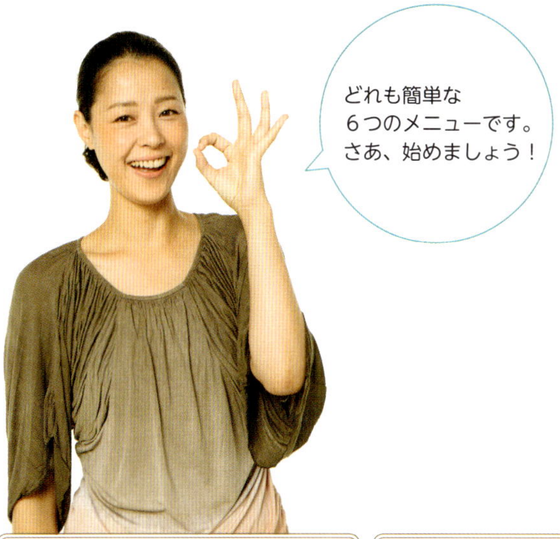
どれも簡単な
６つのメニューです。
さあ、始めましょう！

効かせるポイント

- やりやすい時間に行えばOKです。できるだけ毎日続けましょう。
- 余計なことを考えないように、テレビを消し、静かな環境で行います。
- 伸ばすところが気持ちよく伸びていることを確かめてください。

4

脇腹を伸ばす 脇腹伸ばしのポーズ

腰から脇の下までの体の側面を伸ばします。深い呼吸ができるようになり、肩こりや腰痛も楽に！

→P22〜23

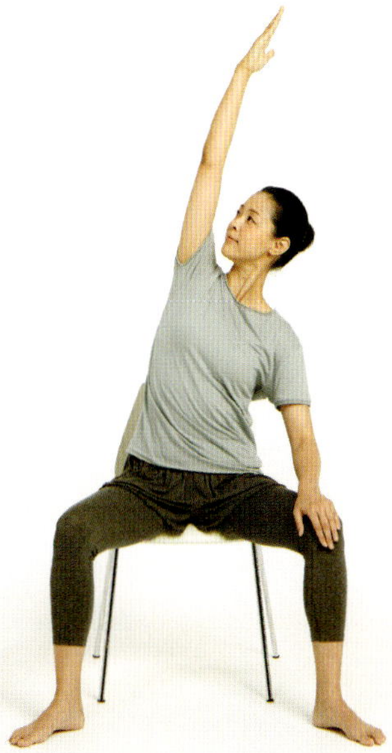

5

おなかをねじる ねじりのポーズ

負担のかかる腰まわりの緊張を取り除きます。体のゆがみを調整するポーズで、腰痛予防にも。

→P24〜25

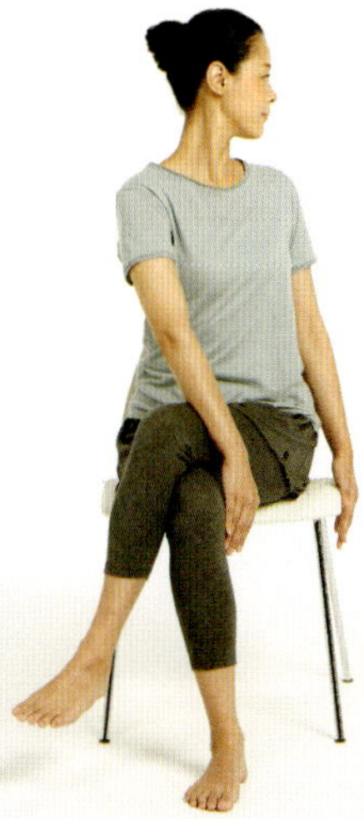

6

クールダウン

最後に全身の力を抜いてリラックス。自然な呼吸をしながら精神を安定させます。

→P26〜27

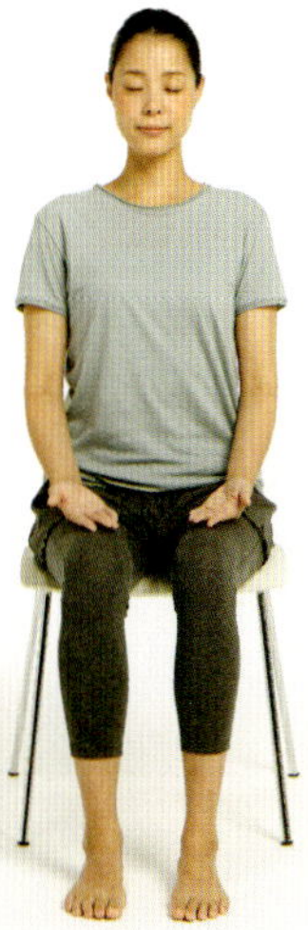

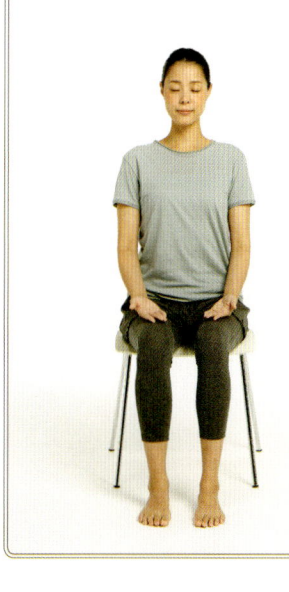

1 基本の姿勢

難易度
★
やさしい

姿勢が悪くなると、呼吸が浅くなったり、飲み込む機能が衰えたり、肩こりや腰痛がひどくなったり、さまざまな不調が起こります。
硬くなった筋肉や骨盤を動かし、姿勢の調整を行いましょう。
他のポーズを行う際も、常にこの正しい姿勢を意識してください。

効果

後ろに傾いた骨盤を柔軟にし、正しい姿勢になることで、胸が開き深い呼吸ができるようになります。

改善・予防

腰痛／肩こり・首こり／呼吸しにくい／誤嚥《ごえん》

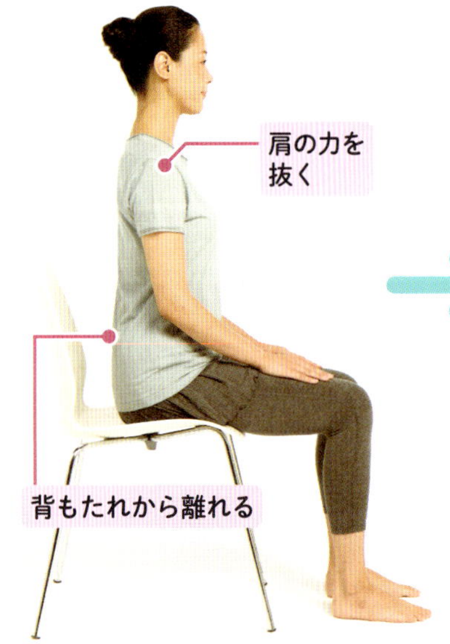

肩の力を抜く
背もたれから離れる

1

背もたれを使わずに座面に浅く腰かける。

おなかの力を抜いてリラックス
倒れている骨盤を両手ではさむように

2

両手を骨盤にあてる。

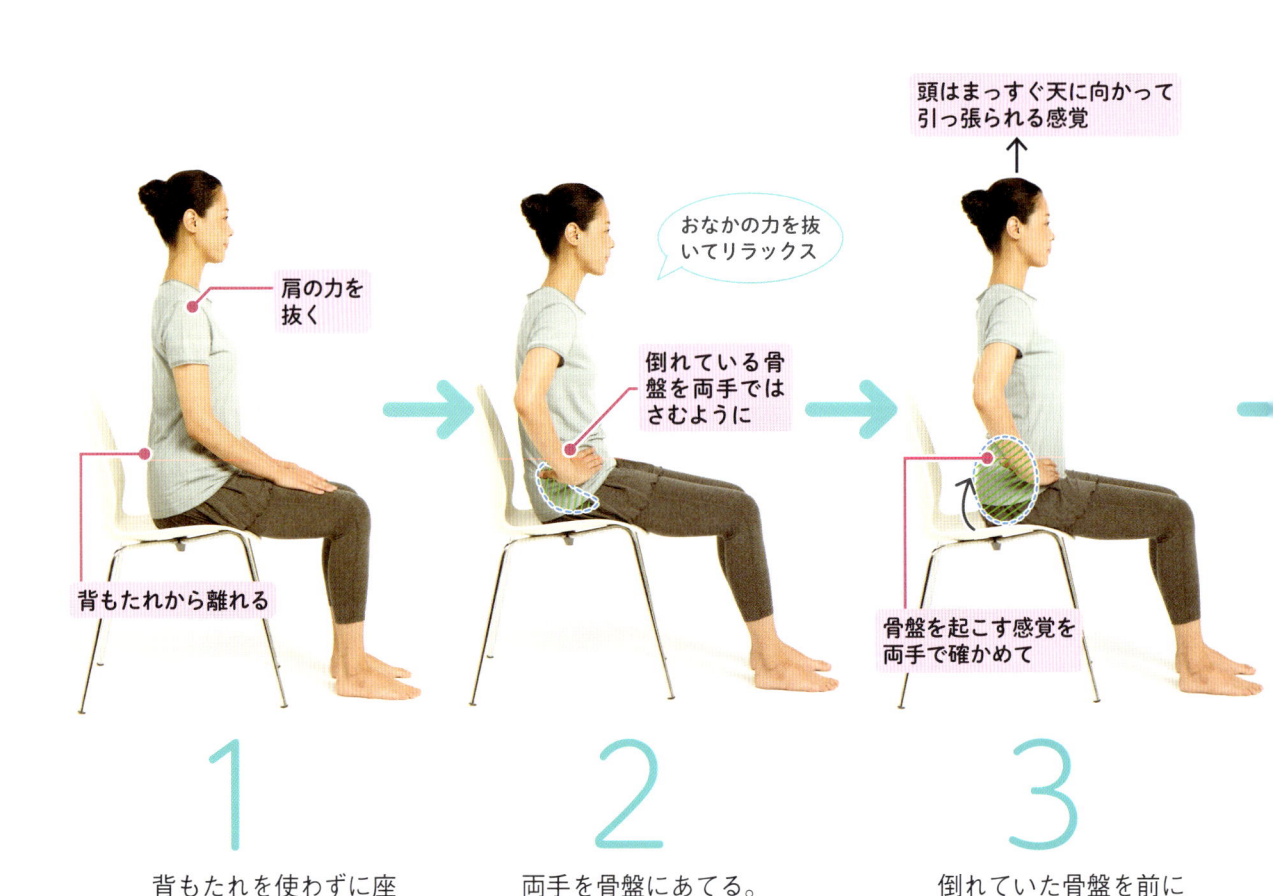

頭はまっすぐ天に向かって引っ張られる感覚
骨盤を起こす感覚を両手で確かめて

3

倒れていた骨盤を前に起こすようにしながら、背すじを伸ばす。

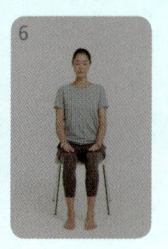

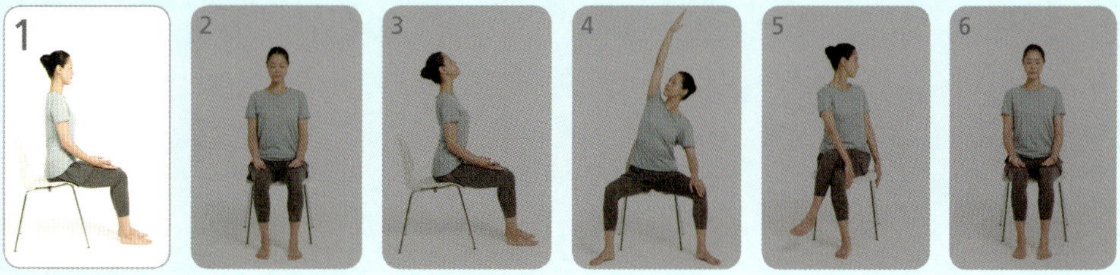

✕ これはダメ！

下のような座り方では正しい姿勢はつくれません。

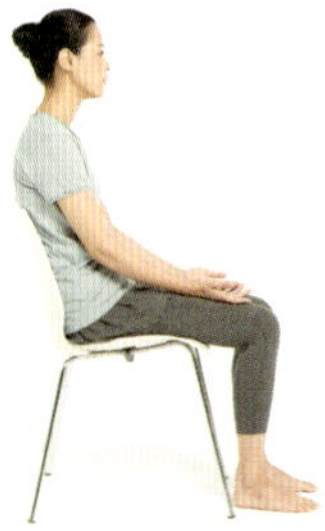

背もたれにもたれ、顔が前に出てしまう。

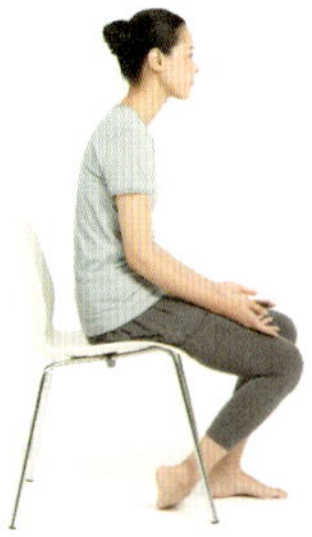

足が床にしっかりつかず、崩れてしまう。

つらい人は…

食事のときなど日常生活でもお試しください！

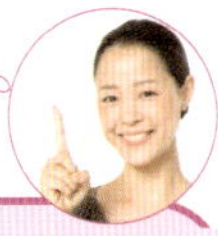

背中にクッションか座布団を

正しい姿勢をキープすることが難しい場合は、背中と背もたれの間にクッションか座布団を入れて支えると楽です。

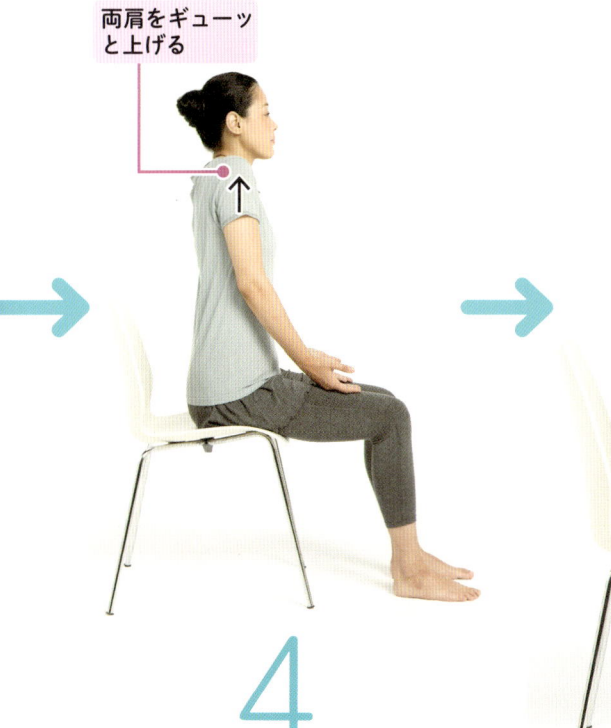

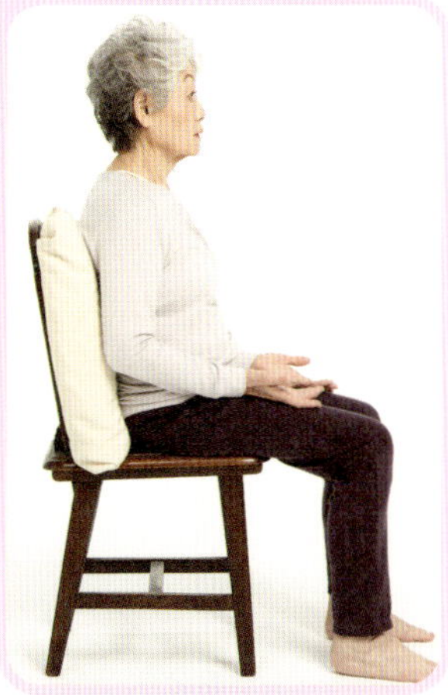

4

骨盤にあてた手を、手のひらを上に向けてももの上に置き、両肩をギューッと上げる。

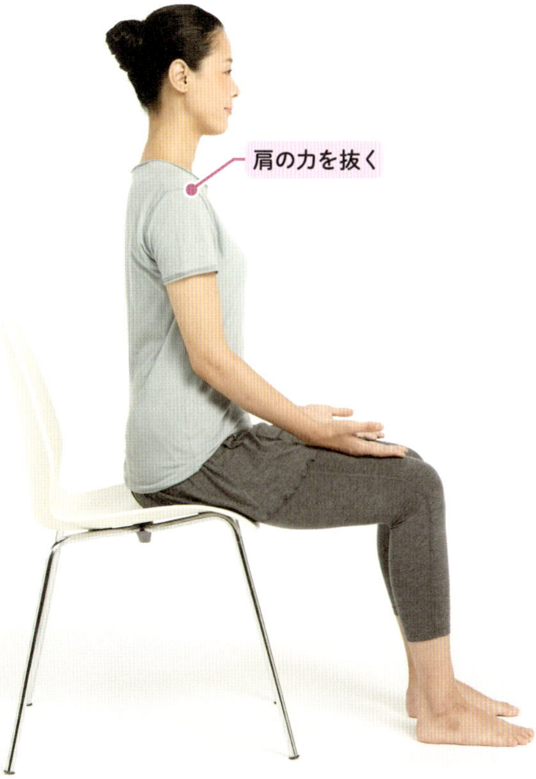

5

両肩をゆっくり下ろして力を抜く。これが正しい姿勢であり、シニアヨガの「基本の姿勢」。

2 呼吸を見つめる

難易度
★
やさしい

「呼吸を見つめる」はヨガ独特の表現。悩みや考えごとを忘れて、呼吸に意識を集中させるという意味です。目を閉じてゆっくりと呼吸をしながら「1、2……」と数えると、徐々に自分の内面に意識が向けられます。毎日行う中で、「今日は息を吐き切りにくい」とか「今日は気持ちよくリラックスできる」といった気づきを得られ、見えない不調を発見できます。

効果

浅くなりがちな呼吸が深くなることで、自律神経を整えることが期待できます。精神をリラックスさせる効果も。

改善・予防

不眠／うつ／免疫力の低下／緊張やイライラ

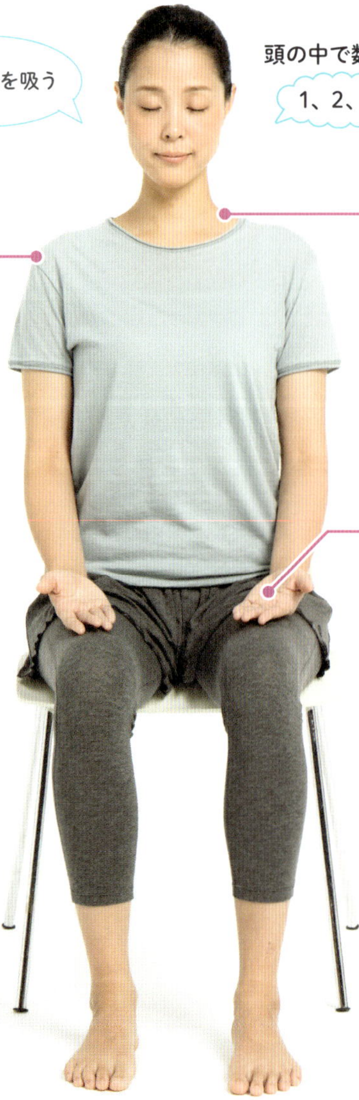

鼻から息を吸う
頭の中で数える
1、2、3
背すじを伸ばす
肩の力を抜く
手のひらを上に向け、もものの上に置く

1

P17の「基本の姿勢」でイスに座り、手は手のひらを上に向けて、ももの上に置く。頭の中でゆっくり3つ数えながら、鼻からたっぷり息を吸う。

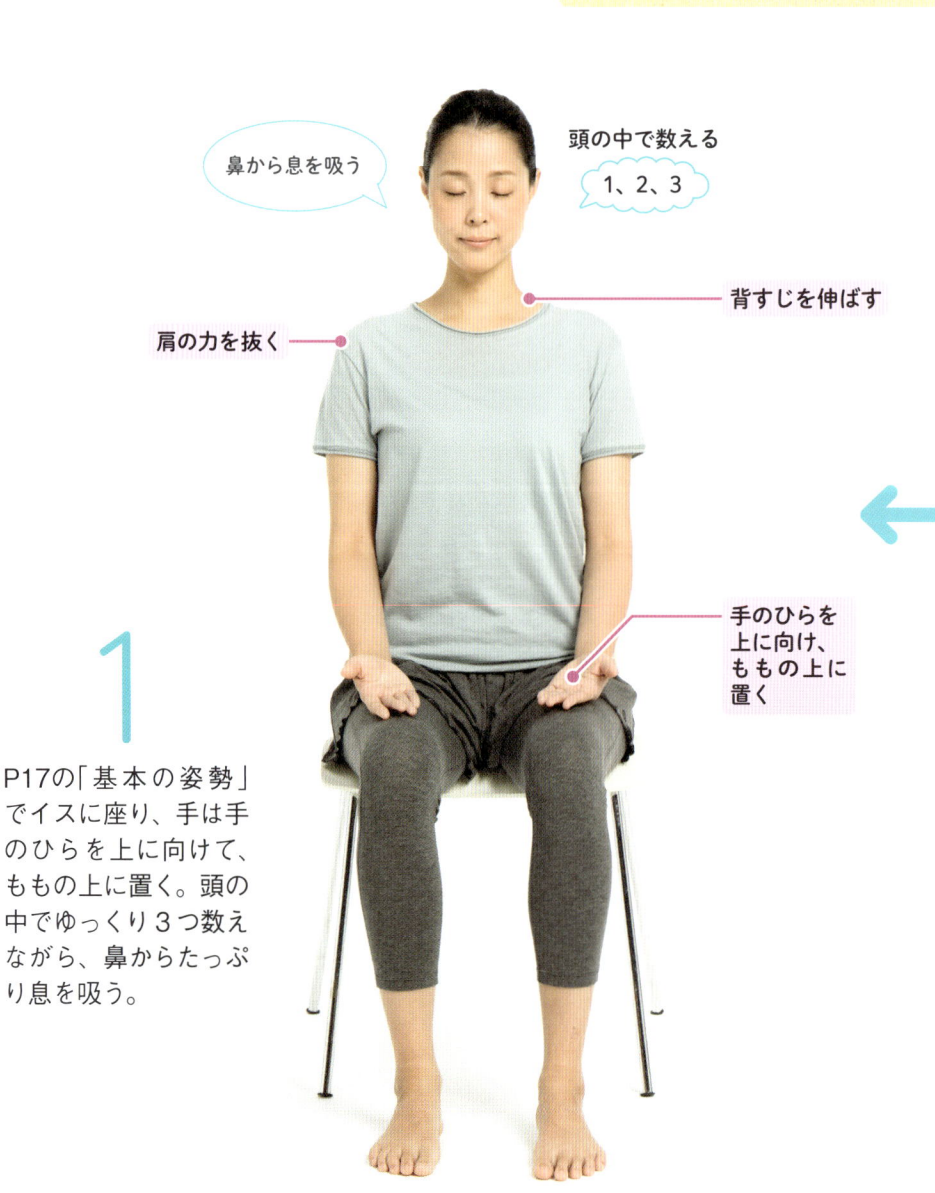

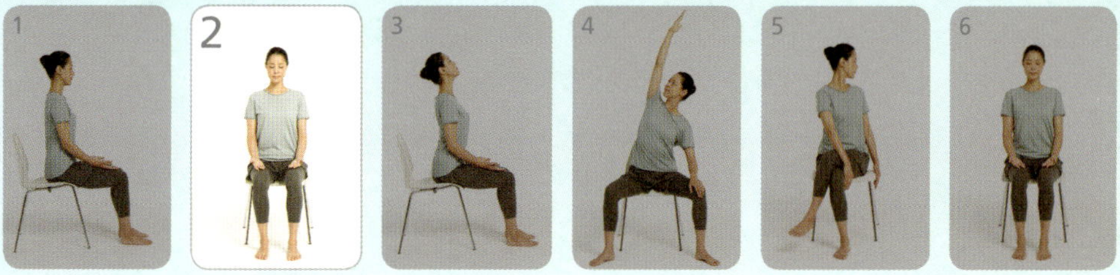
1
2
3
4
5
6

練習するうちに
呼吸が楽になりますよ！

つらい人は…

「吸う」より「吐く」を意識

深く吸えない人は、息をしっかり吐き切ることを意識しましょう。ゆっくり吐き切ると、自然とたっぷり吸えるようになり、徐々に深い呼吸ができるようになります。

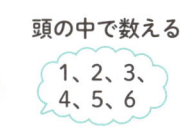

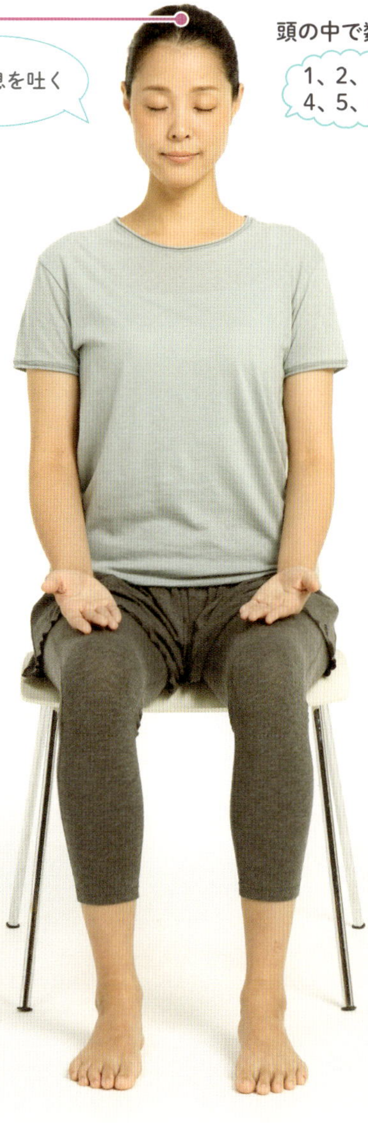
呼吸に意識を
集中させる
鼻から息を吐く
頭の中で数える
1、2、3、
4、5、6

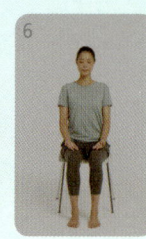

2

頭の中でゆっくり6つ数えながら、鼻から息を吐き切る。「3つで吸って6つで吐く」という呼吸を10回繰り返す。

1⟷2を10回

終わったら、頭がすっきりリフレッシュするのを感じて。

3 背中を丸める

猫のポーズ

難易度
★
やさしい

年齢を重ね、腹筋や背筋の力が低下すると、背すじが曲がった猫背の姿勢になってきます。呼吸に合わせて背中を丸めるこのポーズは、猫背予防に最適。深い呼吸がスムーズにできるようになるので、全身が活性化し、免疫力や代謝アップにもつながります。
上体を「倒す」のではなく、背骨全体をしっかり「丸める」ことが大切です。呼吸に合わせて、「吐いて丸める」「吸って伸ばす」の動きを練習してみてください。

効果

硬くなりがちな背中と胸まわりを柔らかくほぐし、深い呼吸ができるようになります。

改善・予防

猫背／腰痛／転倒／呼吸しにくい／免疫力の低下／代謝低下

P17の
「基本の姿勢」
浅く腰かける

背骨全体を
丸める
おへそを
覗き込むように
吐く

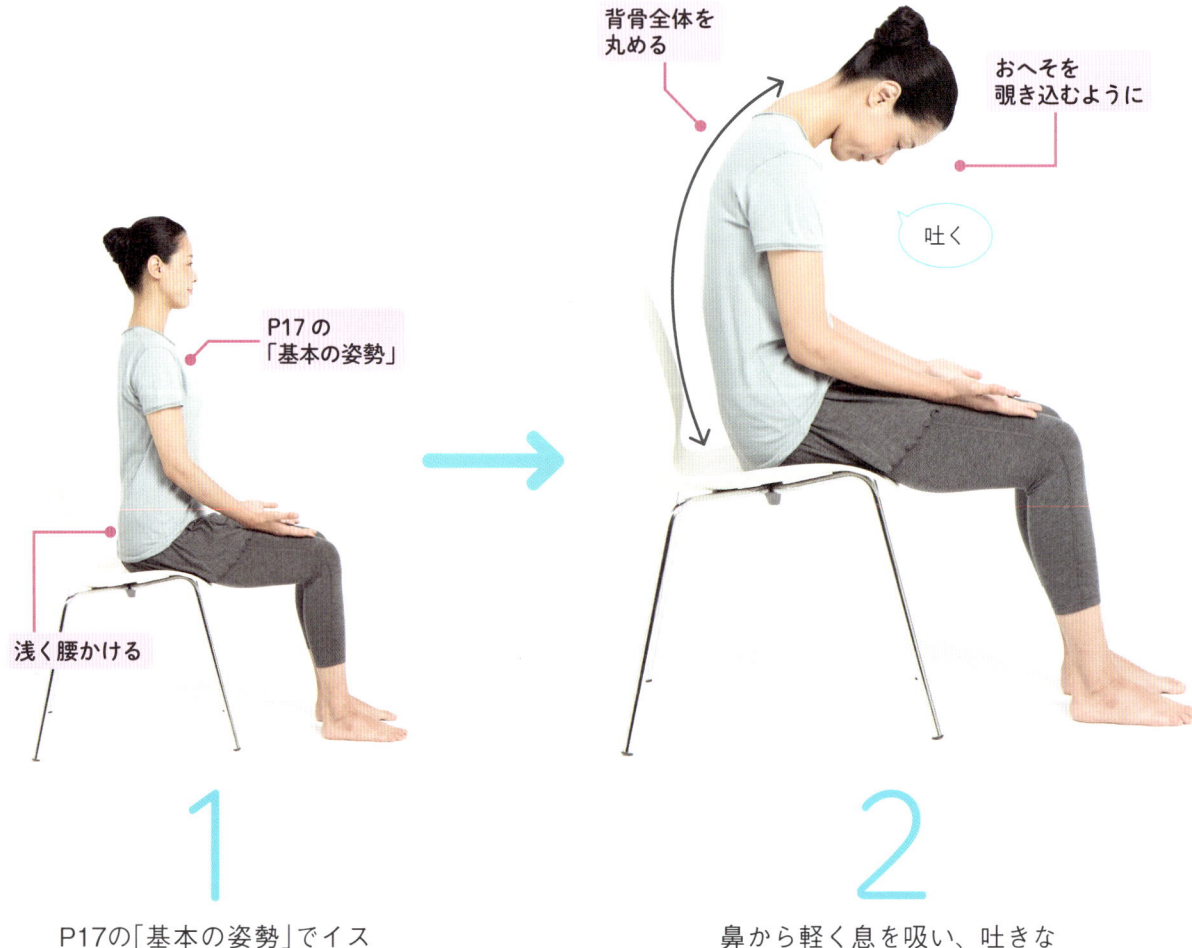

1

P17の「基本の姿勢」でイスに座り、手は手のひらを上に向けて、ももの上に置く。

2

鼻から軽く息を吸い、吐きながら背骨全体を丸める。おへそを覗き込むようにして、腰から首までをしっかり丸める。

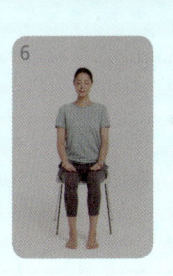

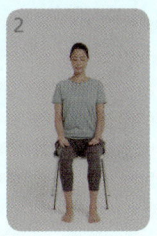

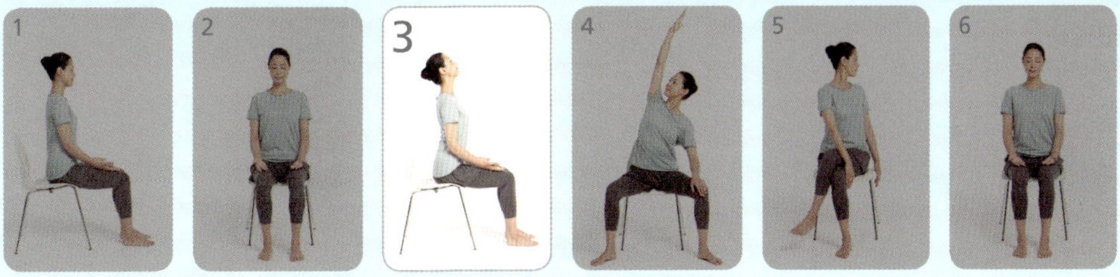

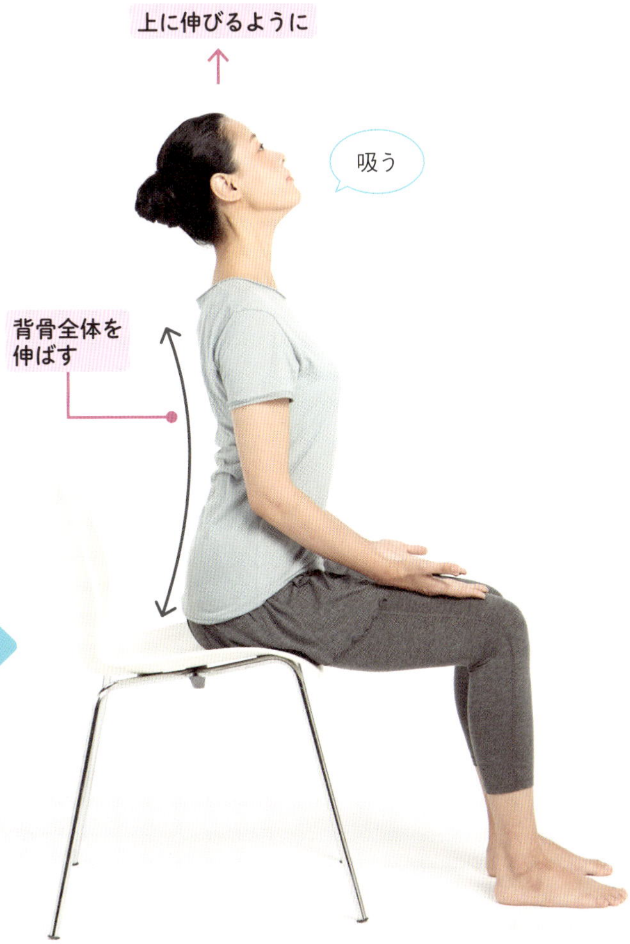

✕ これはダメ！

背骨全体を伸ばす動きが肝心です。下のようになっていないかご注意を！

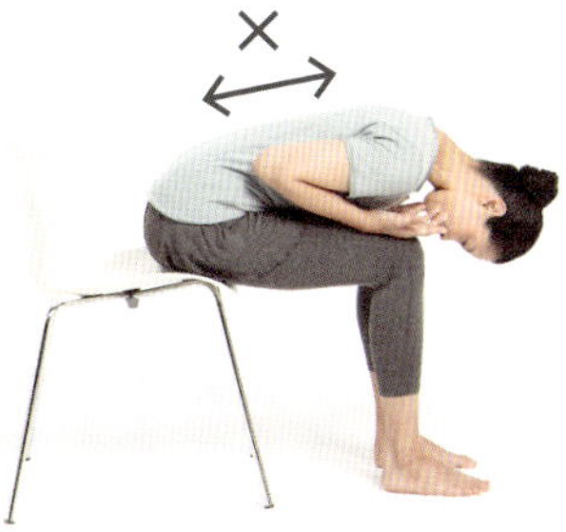

腰から倒れただけで、背骨はまったく丸まっていない！

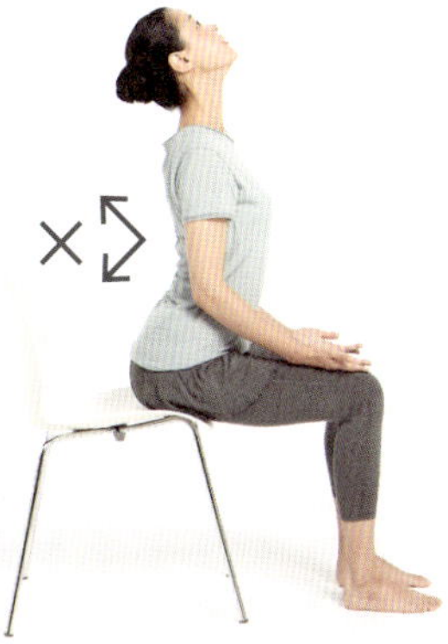

腰だけを反らせすぎ。背骨全体が伸びず、腰を痛めるおそれが。

3

息を吸いながら背骨を伸ばす。頭が上に伸びるようなイメージで、背骨全体を伸ばすのがコツ。ゆっくりとしたペースで、「吐いて丸める」「吸って伸ばす」を３～５回繰り返す。

2 ⟷ 3
を3～5回

4 脇腹を伸ばす

脇腹伸ばしのポーズ

難易度
★★
やや、やさしい

このポーズは、座りっぱなしの姿勢で縮んだ脇腹の筋肉や関節を、柔らかくします。姿勢の崩れによる体の左右差を解消する効果もあるので、腰痛や関節痛の予防にもなります。
背中や腰が伸びることで、胸まわりの硬さも解消し、呼吸機能も改善します。体の硬い人は、気持ちよく伸びていると感じるところまででOK。決して無理しないでください。

効果

腰から脇の下まで、体の側面を伸ばす効果が。体の左右差を解消し、上半身の緊張を取り除きます。

改善・予防

腰痛／関節痛／呼吸しにくい／五十肩や腕の重さ／上半身の疲れ

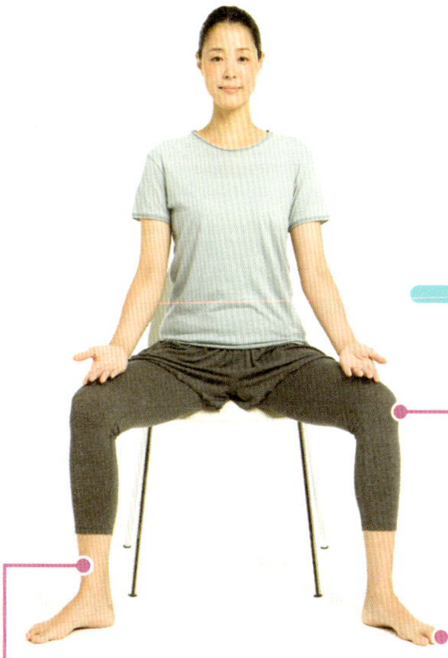
左右の足を
できるだけ開く
ひざとつま先を
同じ向きに

1

P17の「基本の姿勢」でイスに座り、左右の足をできるだけ開く。手は手のひらを上に向けて、ももの上に置く。

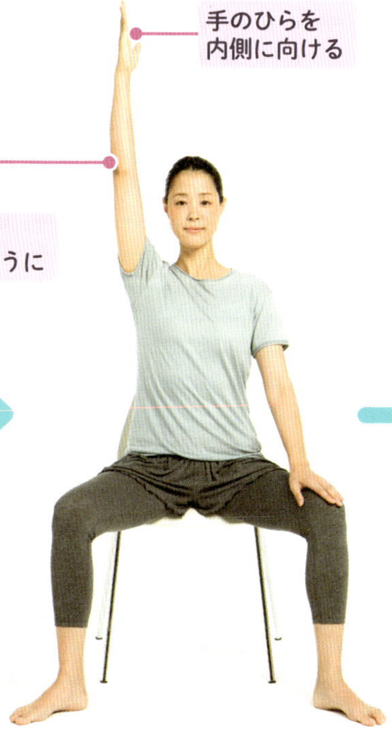
手のひらを
内側に向ける
ひじが
曲がらないように

2

手のひらを内側に向け、右手をまっすぐ上げる。ひじは曲げず、腕が耳の真横にくるように。

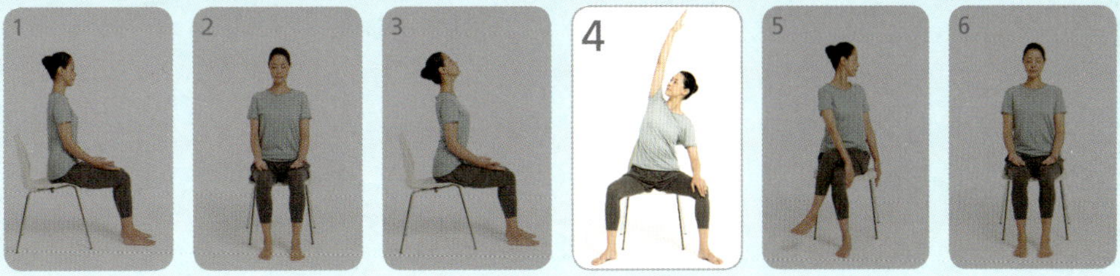

これはダメ！

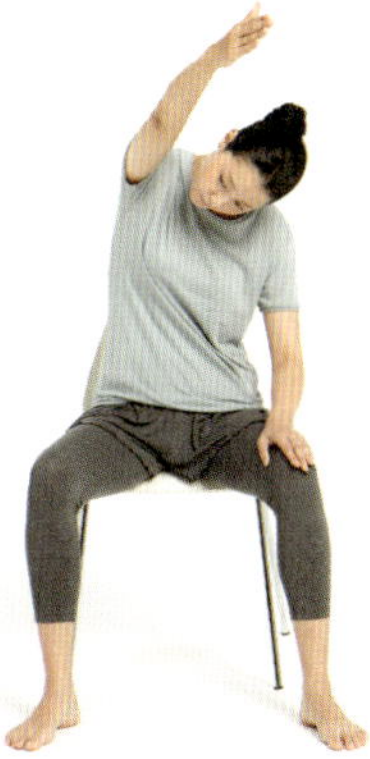

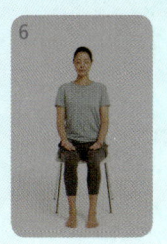

深く倒そうとして
前に倒れ込んでは
効果なし！
これでは脇腹が
伸びません。

脇が気持ちよく
伸びることが大事です！

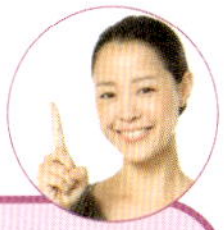

つらい人は…

ひじを曲げると楽!

手が上がりにくい人は、ひじを曲げて行ってみましょう。腕の重さが軽減されるので、やりやすくなります。脇腹と脇の下が気持ちよく伸びればOKです。

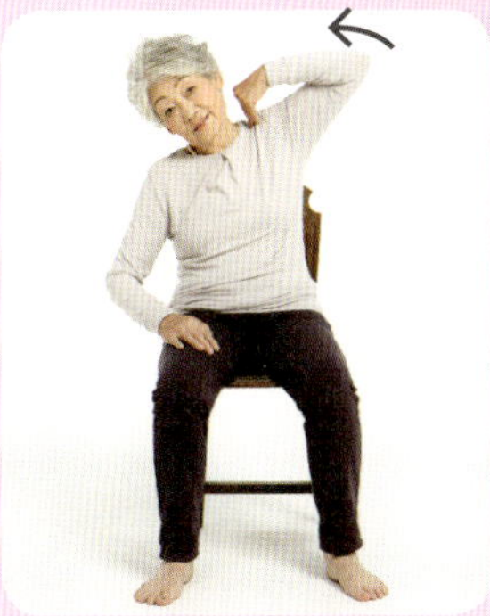

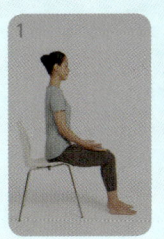

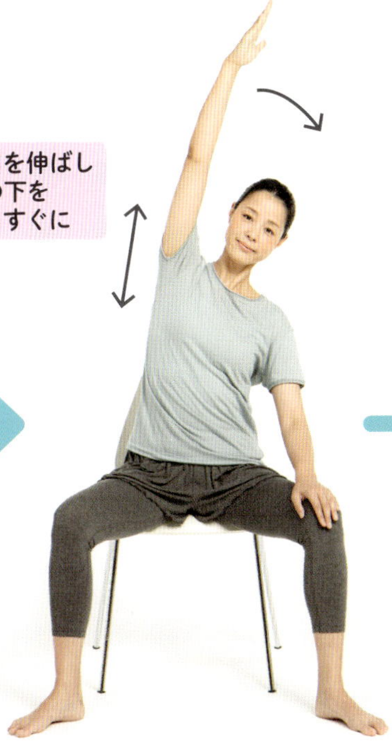
ひじを伸ばし
脇の下を
まっすぐに

吸う ⟷ 吐く
を３～５回

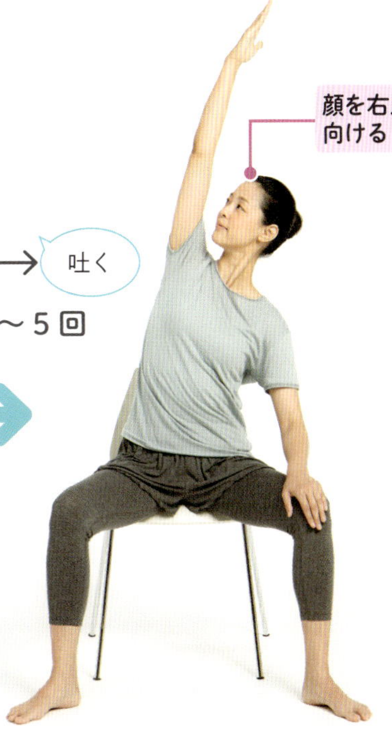
顔を右上に
向ける

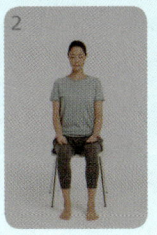

3

上体をゆっくり左に倒し、脇腹から脇の下までを気持ちよく伸ばす。

4

反対側も同様に

気持ちよく伸びたところで止め、顔を右上に向ける。この状態でゆっくりと「吸う⇔吐く」を３～５回繰り返す。終わったら反対側も同様に行う。

5 おなかをねじる

ねじりのポーズ

難易度
★
やさしい

おなかをねじるポーズは、日常生活でなかなか行わない動作。ねじった状態をキープした後、力を抜いてリラックスすることにより、内臓に血液がどっと流れます。深い呼吸をプラスすれば、衰えがちな内臓機能に働きかけることができるでしょう。腰痛、便秘、冷え、消化機能の低下など、年齢とともに増えるさまざまな悩みにおすすめです。

効果

硬くなりがちな脇腹の筋肉をほぐしながら、内臓にも適度な刺激を与えることができます。

改善・予防

腰痛／便秘／冷え／消化機能の低下／代謝低下

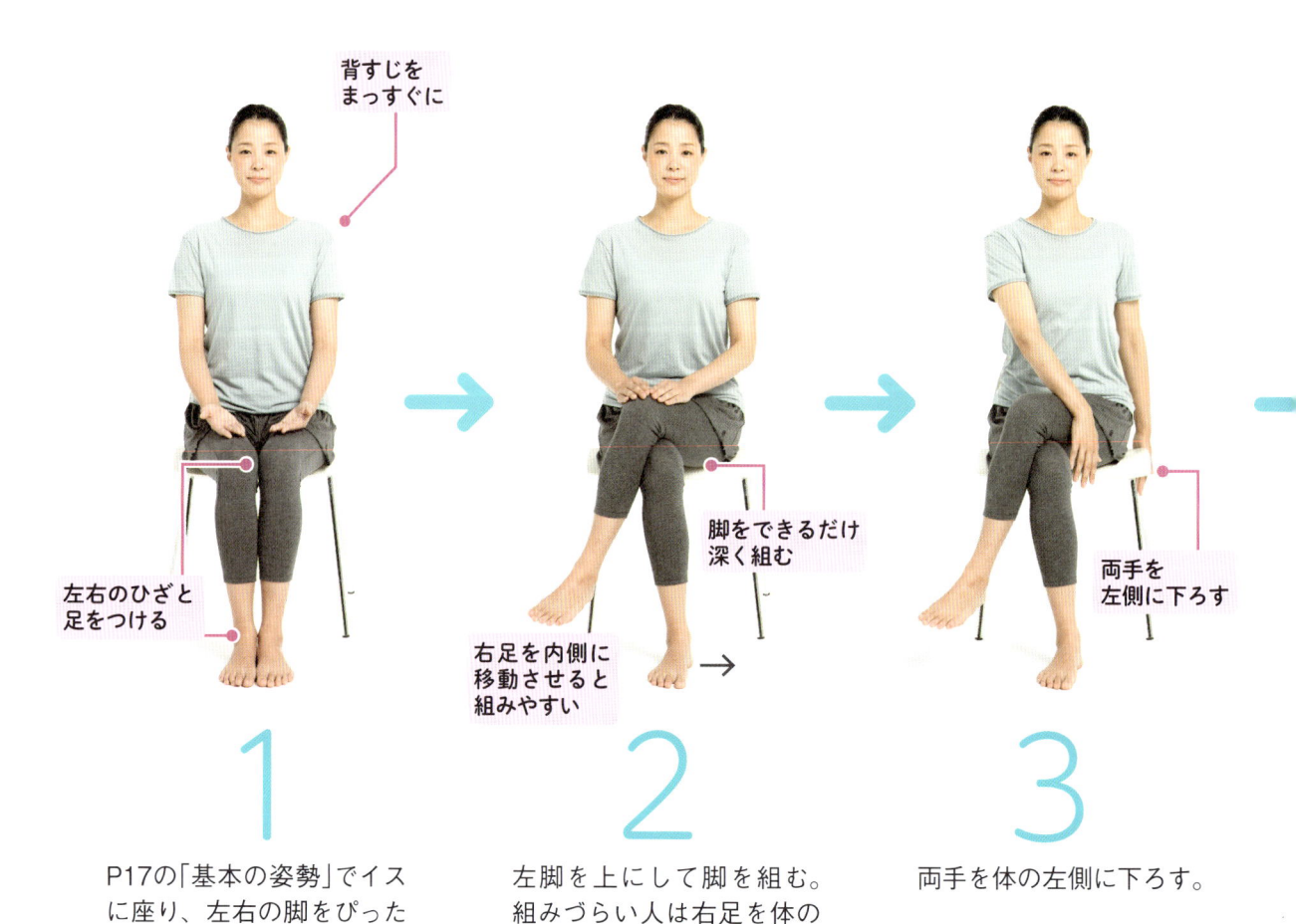

背すじを
まっすぐに
左右のひざと
足をつける
脚をできるだけ
深く組む
右足を内側に
移動させると
組みやすい
両手を
左側に下ろす

1

P17の「基本の姿勢」でイスに座り、左右の脚をぴったりつける。

2

左脚を上にして脚を組む。組みづらい人は右足を体の内側に少し移動させる。

3

両手を体の左側に下ろす。

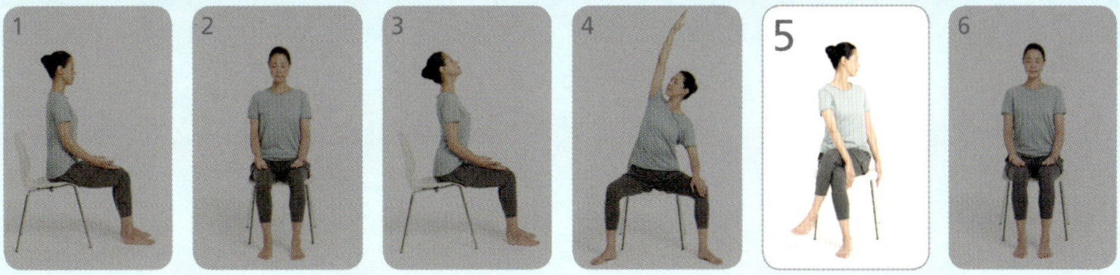
1
2
3
4
5
6

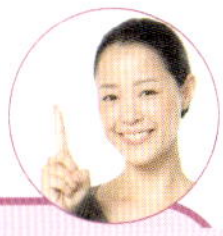
ねじるのも
できる範囲でOKです！

つらい人は…

脚を組まなくてOK!

人工関節が入っている方や、体が硬くて脚を組むのが苦手な方もいます。その場合は、脚を組まずにおなかをねじってください。ねじれの度合いは弱くなりますが、同様の効果は得られます。

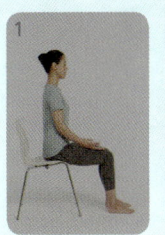

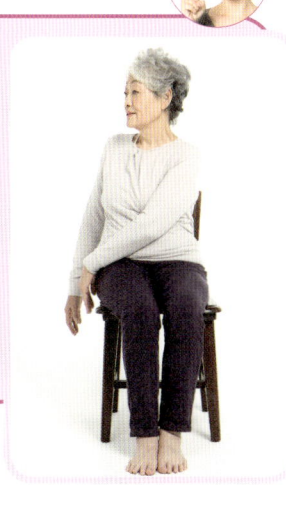

吸う ⟷ 吐く

を３～５回

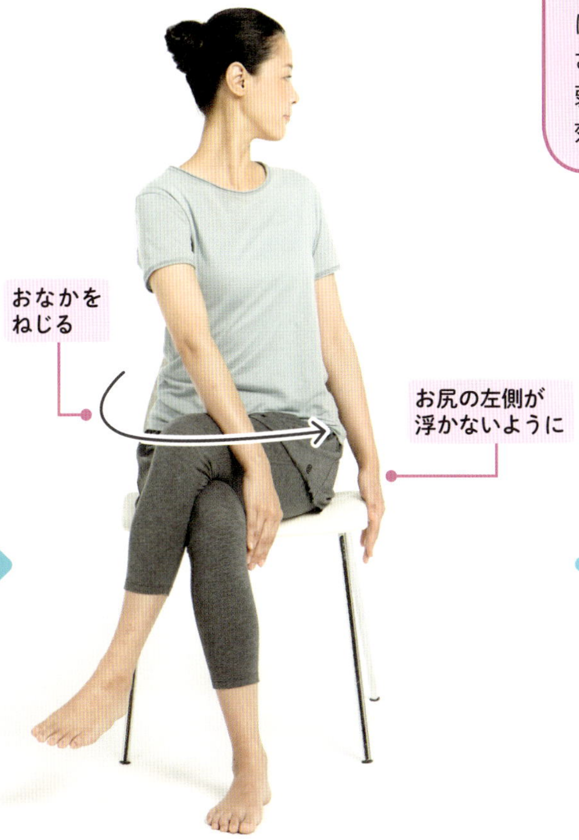
おなかを
ねじる
お尻の左側が
浮かないように

4

おなかをゆっくり左にねじり、顔を左後ろに向ける。気持ちよく伸びたところで止め、ゆっくりと「吸う⇔吐く」を３～５回繰り返す。

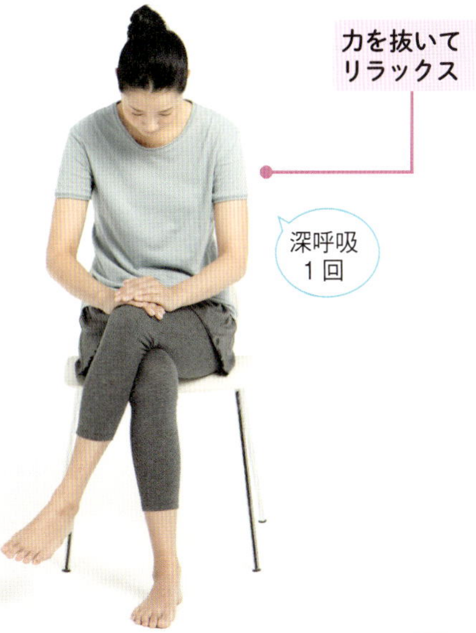
力を抜いて
リラックス
深呼吸
１回

5

上体を戻し、力を抜いてリラックス。ゆっくりと１回深呼吸をする。

反対側も同様に

6 クールダウン

難易度
★
やさしい

体を伸ばしたりねじったりした後は、基本の姿勢で目を閉じ、もう一度、呼吸を見つめます。
自分の内面に意識を向け、ヨガを行う前と比べて体がどう変わったのかを確認しましょう。
「体が温まった」とか「呼吸が深くなった」とか、ヨガをきっかけにして体の声に耳を傾ける習慣をつけてください。クールダウンを行うことで、ゆるめた筋肉を定着させ、血圧の安定を図れます。また、体を動かした後のふらつきも予防できるでしょう。

効果

深い呼吸を行うことで、心身がリラックスします。また、ヨガでゆるめた筋肉を定着させることができます。

改善・予防

呼吸しにくい／不安感／高血圧／ふらつき

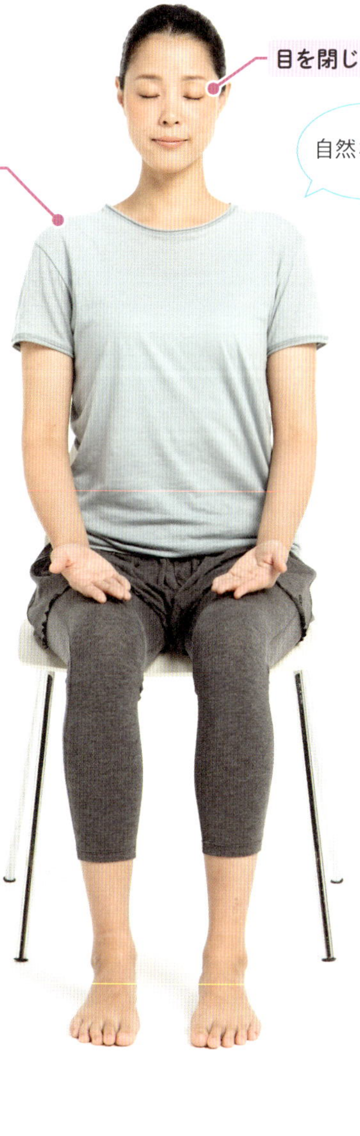

目を閉じる
自然な呼吸
肩の力を抜く

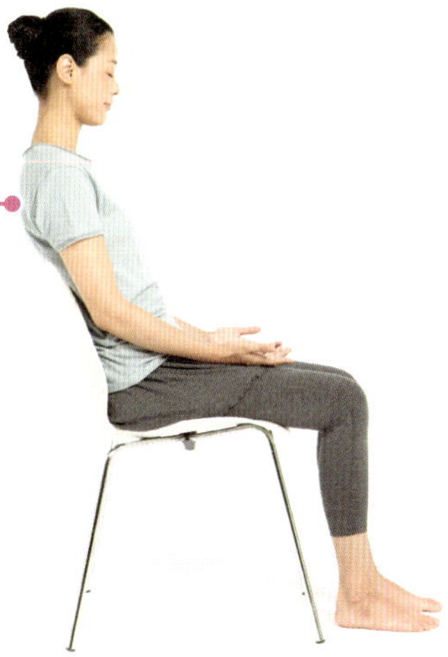

背もたれを使ってもOK

5分くらい
リラックス

※リラックスしても意識はしっかり保ち、眠らないようにしてください。

P17の「基本の姿勢」でイスに座り、手は手のひらを上に向けて、ももの上に置く。肩の力を抜いて目を閉じ、ゆっくりと呼吸。5分くらいかけて、足、もも、お尻、背中、胸……と全身の力がゆるんでリラックスしているのを感じて。ヨガを行う前との体の変化を確認しましょう。

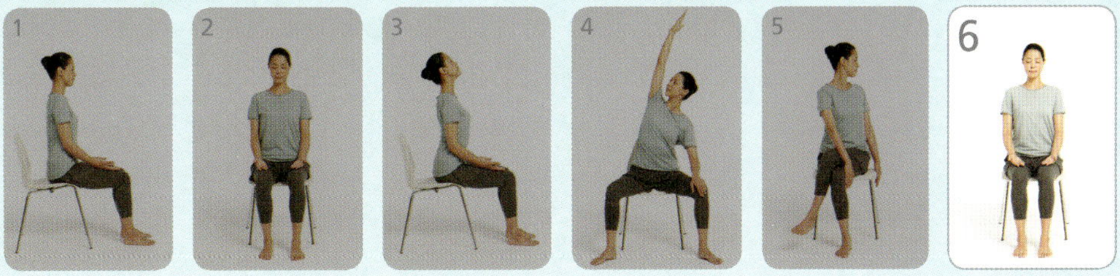
1
2
3
4
5
6

ゆったり呼吸をしましょう
そして自分の内面を見つめましょう

ヨガの効果は、ゆったり呼吸をしながら自分の内面を見つめることによって引き出されます。初めてヨガを行うときは、ポーズがちゃんとできているか、体が伸びているかなど、どうしても形にばかり意識が向きがち。それでは、ストレッチなど他の運動と同じことになり、本当のヨガの効果は得られません。

最後に行うクールダウンは、自分の内面を見つめる練習にもなりますから、省略することなく必ず行うようにしてください。

なかなかリラックスできなかったり、5分が非常に長く感じられたり、毎日行うと、その日によって感覚が異なることがわかってきます。ヨガの後に起こる体の変化も、日によって微妙に異なることに気づくでしょう。ヨガを習慣にすることで、日々の体調を知る「ものさし」を手に入れることができるのです。

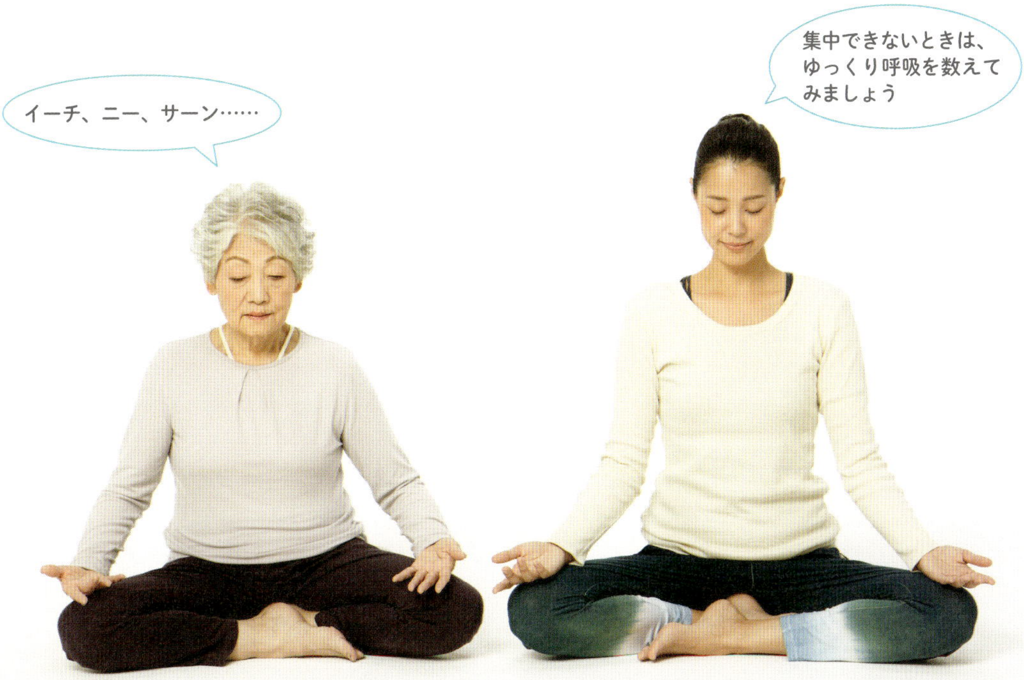
集中できないときは、ゆっくり呼吸を数えてみましょう
イーチ、ニー、サーン……

ヨガを通じて シニアの方のたくさんの笑顔に出会えます

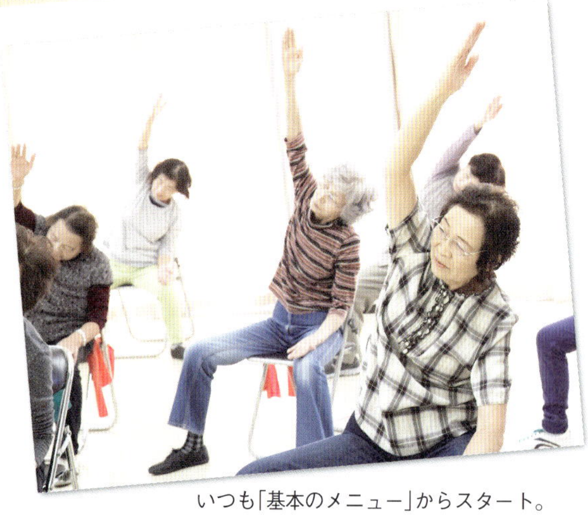

いつも「基本のメニュー」からスタート。みなさん、続けるうちに姿勢がピンとして、体も柔らかくなりました。

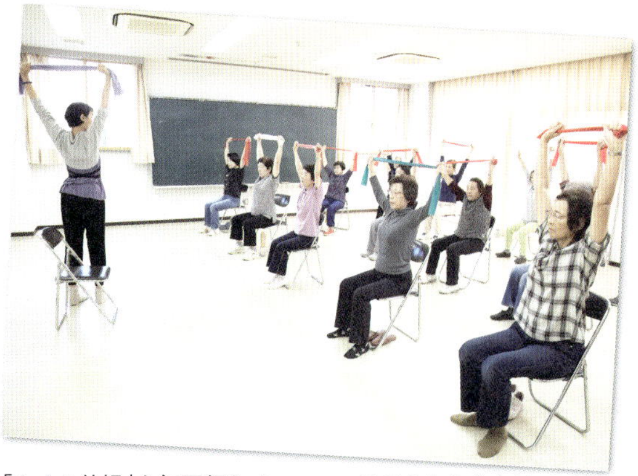

「タオル体操」も毎回行うメニュー。ここのみなさんは、タオルの代わりにゴムバンドを持参してくださいます。

「シニアヨガ」の指導をスタートして以来、私は各地の高齢者施設やシニアサークルを訪ね、たくさんのみなさんと一緒にヨガを行っています。

非常に元気な方がいる一方、体力が衰えて運動が難しい方や認知症の方もいます。「ヨガなんて無理なのでは？」と思うかもしれませんが、そんなことはありません。簡単なもの、できるものだけでも、ゆったり時間をかけて行えば大きな効果が出ます。そして、ヨガを行った後は、いつもみなさんが笑顔になり、私自身、とてもハッピーな気持ちになれるのです。

ここに紹介するのは、私が毎月ヨガを一緒に行っている東京都稲城市のシニア健康サークルのみなさん。腰痛や持病で通院されている方もいらっしゃいますが、ヨガに来るときはご覧のとおり、すばらしくお元気で、毎月、この日が来るのを楽しみにしてくださっています。

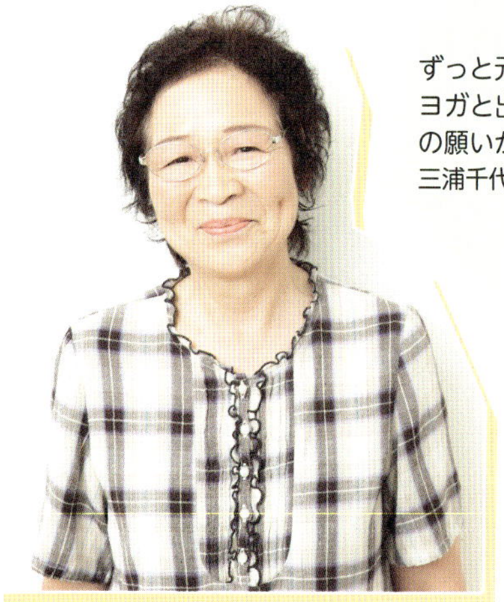

ずっと元気に動きたい！ヨガと出会ったことで、その願いがかないそうです。
三浦千代子さん（75歳）

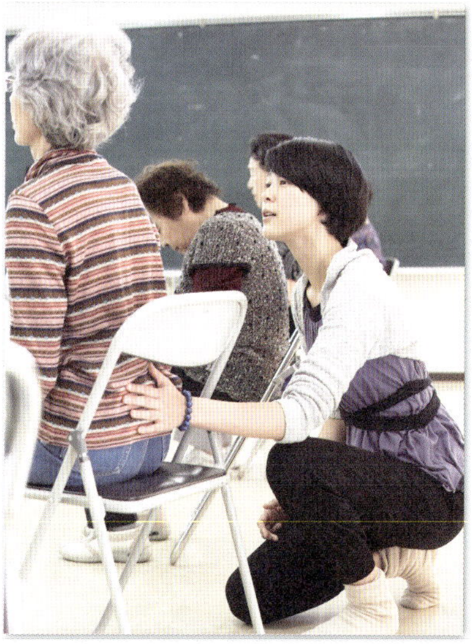

最初は上手にできなくても、手を添えてアドバイスすると、みなさんすぐにコツを覚えてくださいます。

メンバーのみなさんは、平均年齢70歳くらい。ヨガのない日も定期的に集まり、体操や情報交換をして、自らの健康増進に努めていらっしゃいます。自分の体は自分で責任をもつ、そんな前向きな気持ちになってくださる方が一人でも増えるよう、お手伝いしていきたいと思っています。

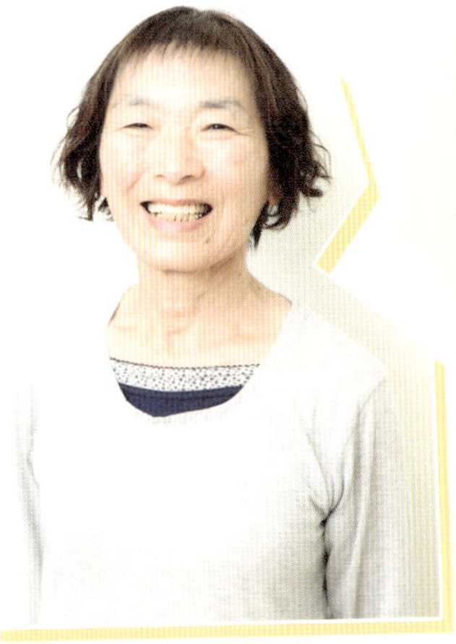

背すじが伸びて
気持ちも晴れ晴れ！
よく眠れるようになりました。
久我洋子さん（70歳）

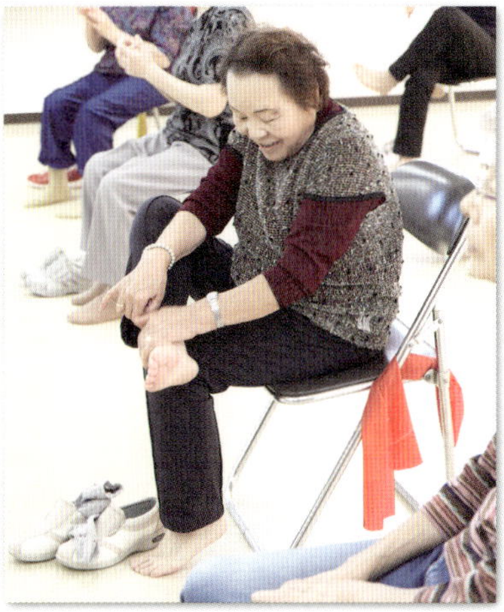

「脚のマッサージ」は「気持ちよくてリラックスできる」と好評。「足をじっくり触るのなんて初めて」とおっしゃる方も。

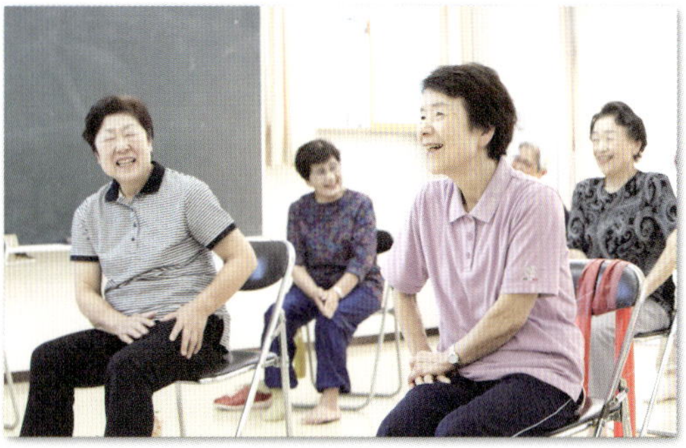

終わったら、みんなこの笑顔！　この瞬間が、私の幸せ。

ヨガで体も心も元気に!

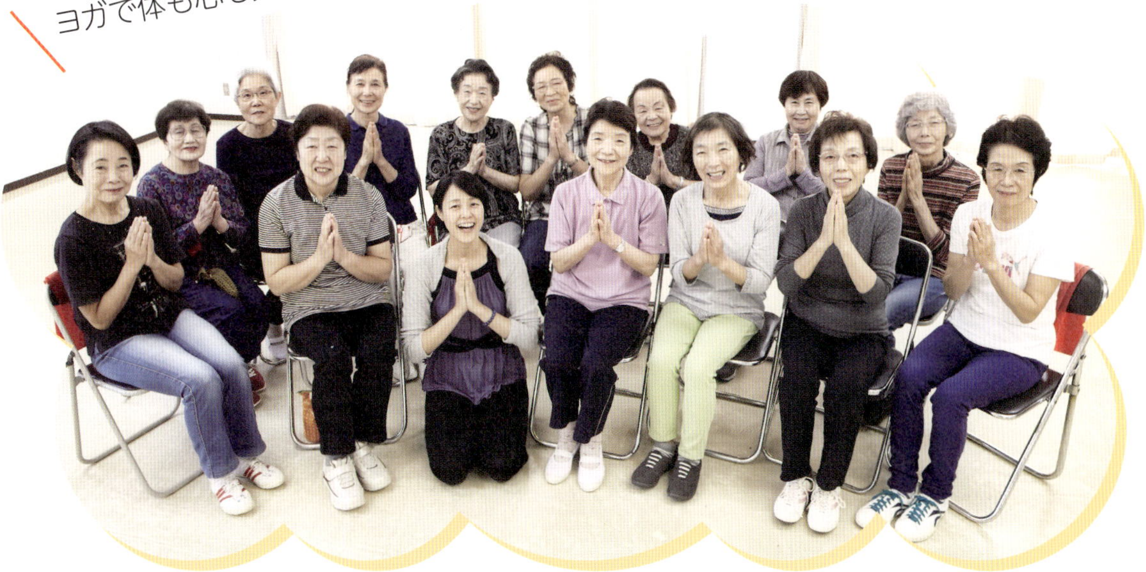

東京都稲城市のシニア健康サークルのみなさんと。

COLUMN

シニアヨガの現場から 2

シニアの方との交流は
スタッフも元気をもらえます

名古屋で60～70代の元気な高齢者の方々にヨガを教えています。「シニアヨガ」は、シンプルなポーズが多く、さまざまな症状のある方にも取り入れやすいのがポイント。簡単ですがまんべんなく全身を動かせるので、体が柔らかくほぐれます。

ヨガをしているみなさんの表情を見ていると、ヨガが最高の気分転換になっているのを感じます。さらに施設のスタッフや教えている私たちにとっても、リフレッシュ効果は大きいですね。

参加された方からは、「足のむくみが取れた」「顔の表情が明るくなった」「気分が落ち込まなくなってすっきりした」など、さまざまな喜びの声をいただきます。続けるうちに、自分の体や呼吸を意識してくれるようになるのもうれしい変化です。

今後も、シニアヨガを通じて、高齢者のみなさんを元気に、笑顔にするお手伝いができたらと願っています。

（ヨガインストラクター　岡井智恵子さん）

第2章

気になる不調を改善・予防!

お悩み別 シニアヨガ

腰痛、肩こり、不眠など、
高齢者が抱える悩みに応える
ヨガをご紹介します。
気になる悩みに合わせ、
「基本のメニュー」にプラスして
やってみましょう。

悩みに応じて
自由に組み合わせてください

気持ちいいと感じるメニューが
効果的なメニューです

腰痛、肩こりなど、年齢を重ねるとひどくなる痛み。それに加え、転倒や不眠などの悩みや不調にも、ヨガは大きな効果を発揮します。第２章では、これらに対応するためのメニューをご紹介します。
それぞれのポーズは、正しい姿勢で、深い呼吸を意識して行うのが基本ですから、まず、第１章の「基本のメニュー」を行い、体の緊張を取り除いてから行うのがおすすめです。「これは苦手」と思うものは無理にやらなくてOK。気持ちのいいものを続けたり、日替わりで違うメニューを取り入れたり、自由にアレンジしてください。

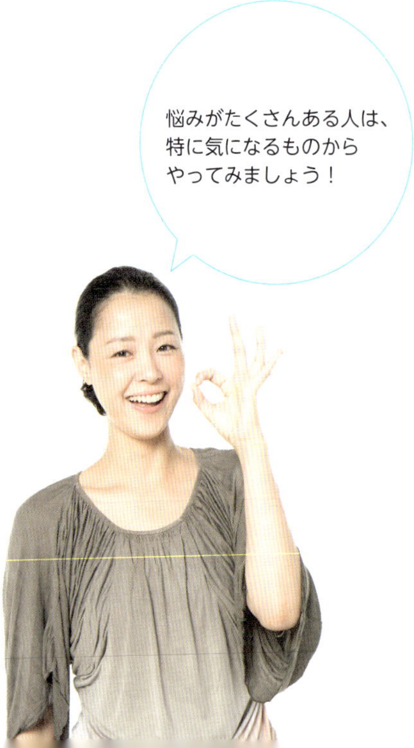
悩みがたくさんある人は、
特に気になるものから
やってみましょう！

お悩みテーマ
1

腰痛

加齢とともにひどくなる腰痛。
腰まわりの筋肉を刺激し
正しい姿勢を保てる状態に整え
痛みを予防しましょう。

→ P34〜39

お悩みテーマ
2

肩こり

肩から背中にかけて
まんべんなくほぐすことが
肩こり解消のカギ。
呼吸しながら動かすことで
緊張を取り除きます。

→ P40〜49

効かせるポイント

- 第1章の「基本のメニュー」を行った後にやりましょう。
- 好きなメニューは、生活の合間にこまめに行ってもOKです。
- たくさんのメニューを取り入れようとせず、1つのメニューをじっくり丁寧に行ってください。

お悩みテーマ 3

ひざ痛

高齢者特有の悩みのひとつ。
日頃、運動不足の人でもできる
簡単なヨガで
筋力と柔軟性を高めます。

→ P50〜53

お悩みテーマ 4

転倒予防

転倒は骨折の原因にもつながるため
しっかり予防したいもの。
特に、日頃あまり歩かない人は
室内でのヨガで脚の筋力と
バランス感覚を鍛えてください。

→ P54〜59

お悩みテーマ 5

むくみ・冷え

むくみや冷えは、外側から温めるだけでは
なかなか解消しません。
動かしたり、マッサージしたりして
血液やリンパの巡りを助けましょう。

→ P60〜65

お悩みテーマ 6

不眠

お休み前のヨガは、心地よい眠りに誘い
睡眠の質を高めます。
布団に寝た状態でヨガを行い
そのままお休みください。

→ P66〜71

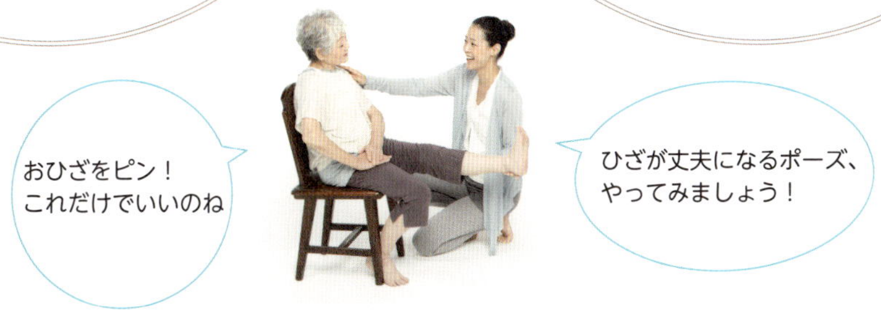
おひざをピン！
これだけでいいのね
ひざが丈夫になるポーズ、
やってみましょう！

腰痛

腰痛には、悪い姿勢や骨盤のゆがみといったさまざまな原因が考えられます。ヨガでこうした原因を取り除きましょう。ただ、腰痛の中には内臓の病気を伴うもの、ヨガを行うことで痛みがひどくなる場合もあります。原因をはっきりさせ、医師の許可をもらってから行うことをおすすめします。

コルセット筋を鍛える

壁立ち

おなかのまわりにある腹横筋という筋肉は、体の天然のコルセット。この筋肉を鍛えると、姿勢が安定し、腰痛の改善と予防につながります。「壁立ち」には、正しい立ち姿勢を覚えると同時に、腹横筋を強化する効果が。繰り返し行ううちに、ふだんの姿勢が改善されてきます。

難易度	★★★★ やや難しい

効果

猫背姿勢や反り腰姿勢を改善。腹横筋を鍛えることで、腰痛も改善します。

改善・予防

腰痛／体のゆがみ／転倒／肥満

1 壁を背にし、壁から少し離れて立つ。両足は腰幅に開く。

2 足を固定させ、お尻を壁につける。

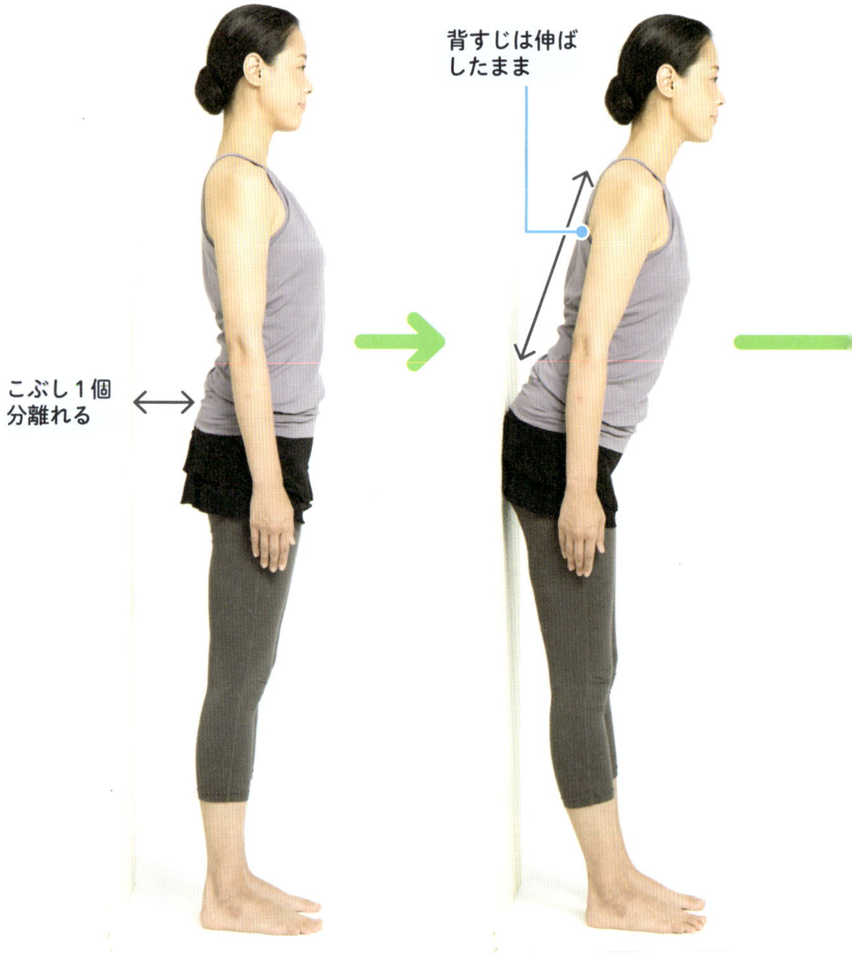

3

壁に寄りかかるような感じで、背中と後頭部も壁につける。

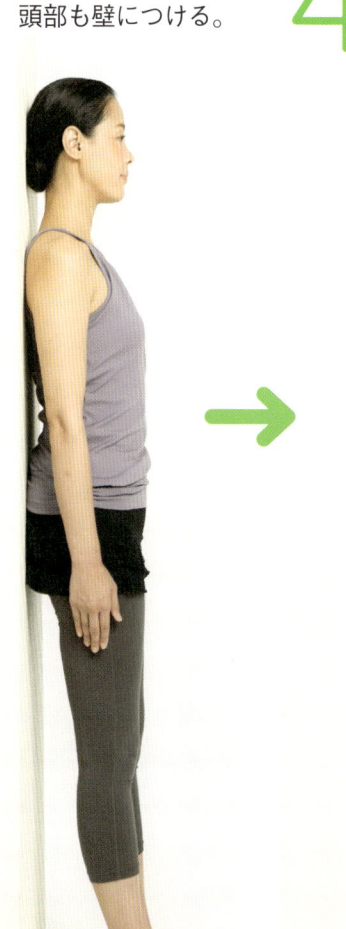

4

両足のかかとを壁につけ、かかと、お尻、背中、頭をピタッと壁につける。

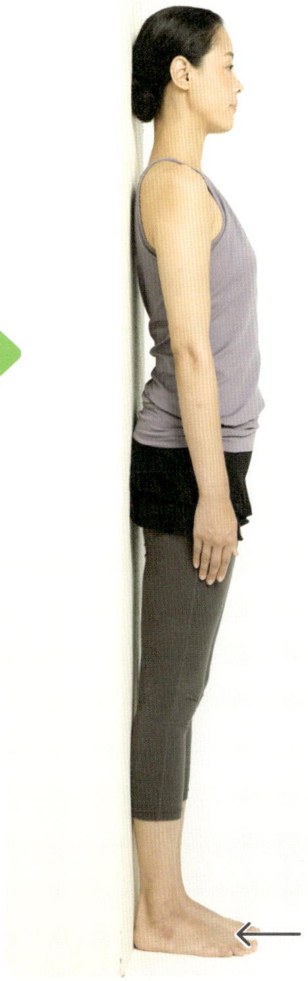

5

息を吐きながらおなかをへこませ、おへそで背中を壁に押しつけるようにする。押しつけた状態で声に出して10秒数える。

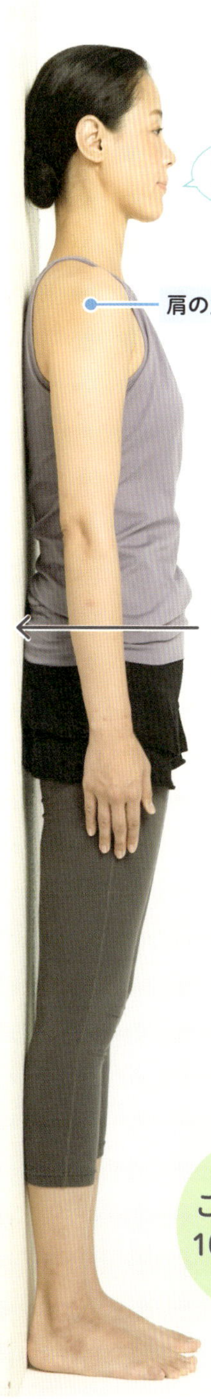

この状態で10秒数える

これはダメ！

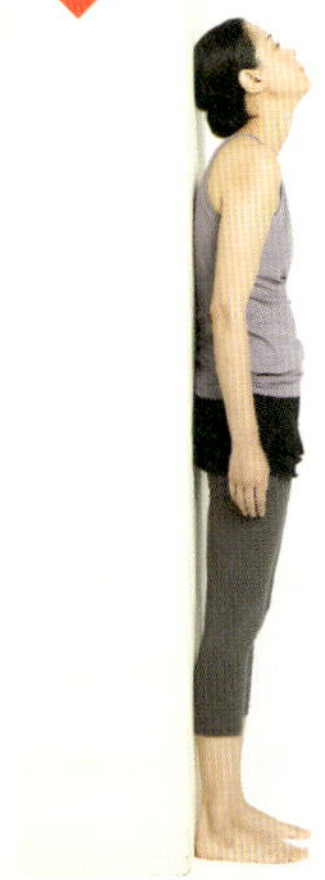

あごが上がると、肩が前に出て背中が丸まり、背中全体をピタッと壁につけることができません。

つらい人は…

体がぐらつく人は、支えてもらってください

支えてもらいましょう

体がぐらつく人は、誰かに支えてもらうか、手すりやイスにつかまって行いましょう。筋肉がついてくれば、支えなしでもできるようになります。

腰痛

骨盤を調整する

コアラのポーズ

腰痛もちの人の多くは、お尻や股関節が硬くなっています。また骨盤が傾いて左右差がある場合も。
このポーズは、腰痛に多いこうした原因を取り除いてくれます。股関節が柔軟になるので、下半身のむくみや冷えにも効果的。お尻のストレッチ効果によって、滞りがちな血流を改善します。お尻のまわりが気持ちよく伸びているのを感じてください。

難易度 ★★ やや、やさしい

効果

硬くなった骨盤を整え、腰からお尻にかけての筋肉や関節をほぐして、股関節を柔軟にします。

改善・予防

腰痛／骨盤のゆがみ／下半身のむくみ・冷え／坐骨神経痛

1 P17の「基本の姿勢」でイスに座り、手は手のひらを上に向けて、ももの上に置く。

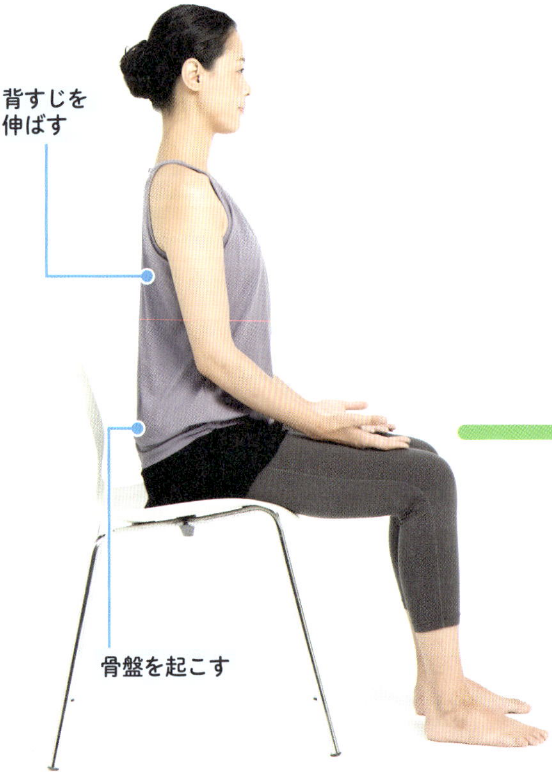

背すじを伸ばす
骨盤を起こす

2 右足首を左のももの できるだけひざに近い所にのせる。

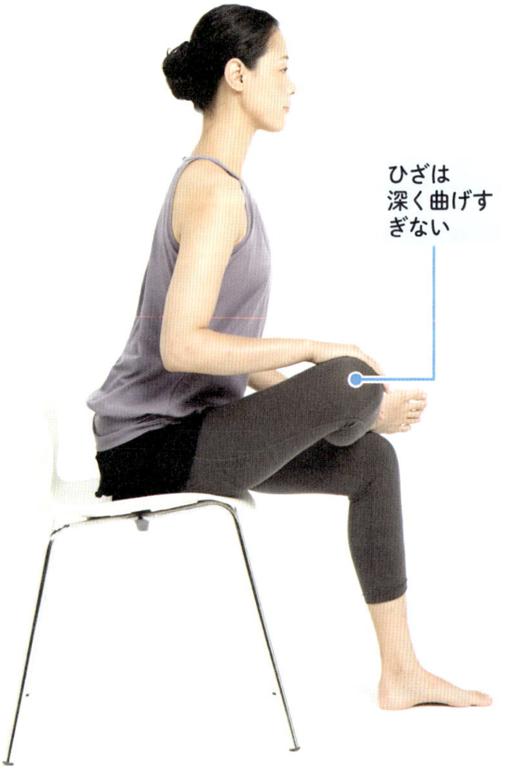

ひざは深く曲げすぎない

つらい人は…

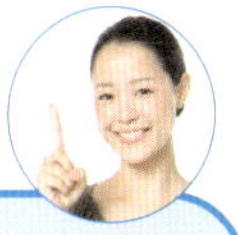
背中が丸まらないように
気をつけて！

イスをもう1つ使って

股関節が硬く脚を組めない人は、イスを前に置き、片脚をのせて行ってください。痛くない範囲で、お尻が気持ちよく伸びていればOKです。

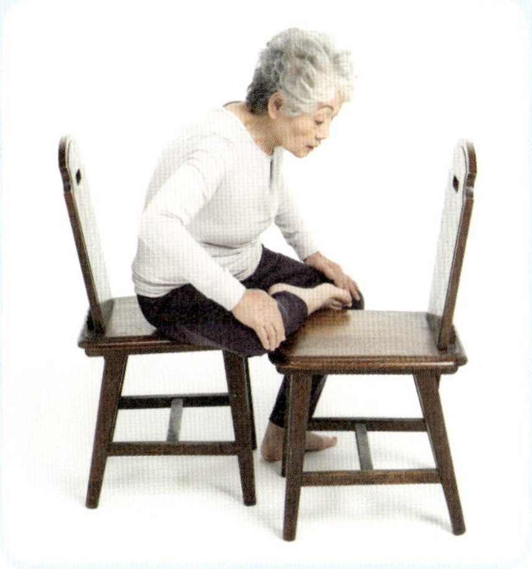

3 腰が曲がらないようにしながら股関節から体を倒す。お尻が気持ちよく伸びたところで止め、「吸う⇔吐く」を３～５回繰り返す。終わったら組む脚をかえ、反対側も同様に行う。

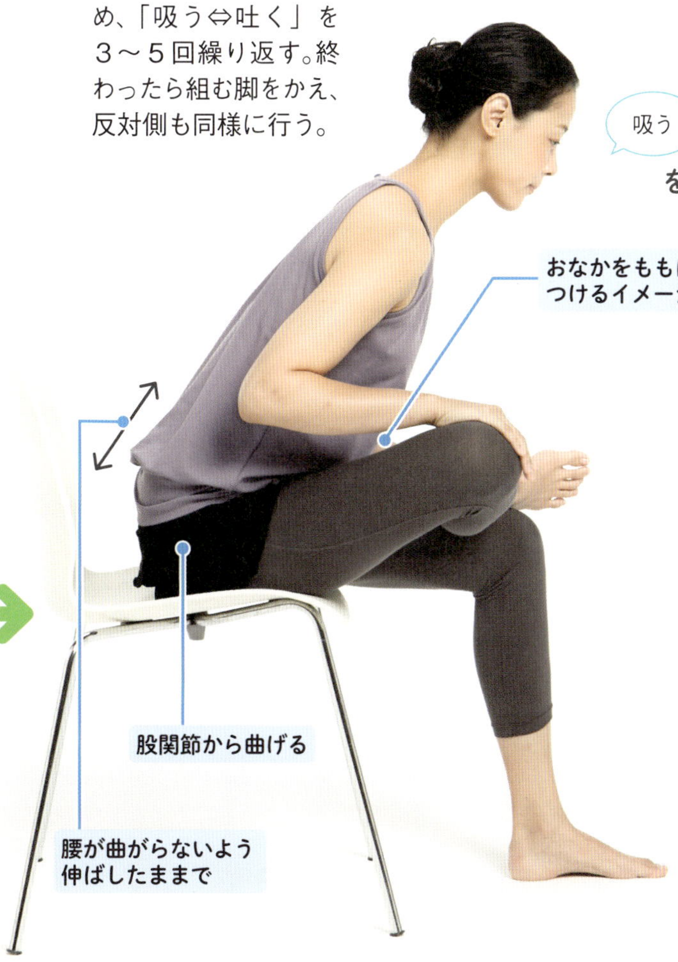
おなかをももに
つけるイメージ
股関節から曲げる
腰が曲がらないよう
伸ばしたままで

吸う ⟷ 吐く

を3～5回

反対側も同様に

✕ これはダメ！

前傾したつもりでも、背中が丸まっているだけ。これだとお尻の筋肉が伸びません。背すじは伸ばしたまま、おなかをももにつけるイメージをもちましょう。

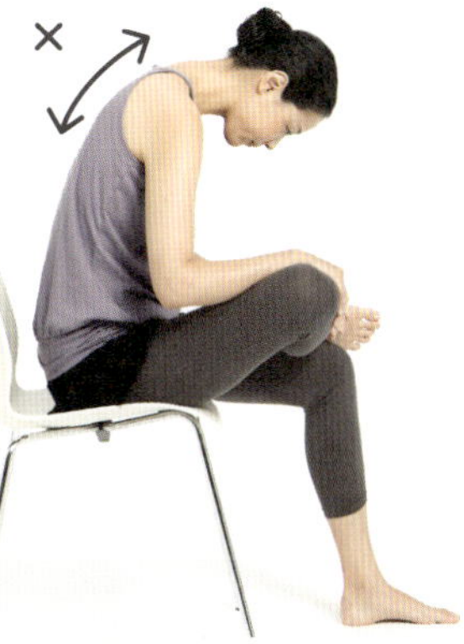
×

腰痛

腹筋をつける

船のポーズ

難易度 ★ やさしい

腰痛の原因は、姿勢をキープするのに欠かせない腹筋と背筋の力が低下すること。
「船のポーズ」には、腹筋と背筋の両方をしっかり鍛える効果があります。イスに座り、上体を支えて足を床から上げるだけ。簡単な動きですが、繰り返し行うことで、徐々に腹筋、背筋がついてきます。
テレビを見ながらできるので、ぜひ習慣にして！

効果

腹筋を鍛え、背筋にも効かせることができます。ウエストまわりをすっきりさせ、内臓を活性化する効果も。

改善・予防

腰痛／ぽっこりおなか／悪い姿勢／便秘

1 背もたれからこぶし1個分離れて座り、P17の「基本の姿勢」をつくる。お尻の少し後ろの座面を、横から両手でしっかりつかむ。

2 背すじをまっすぐに保ったまま、上体を少し後ろに倒す。

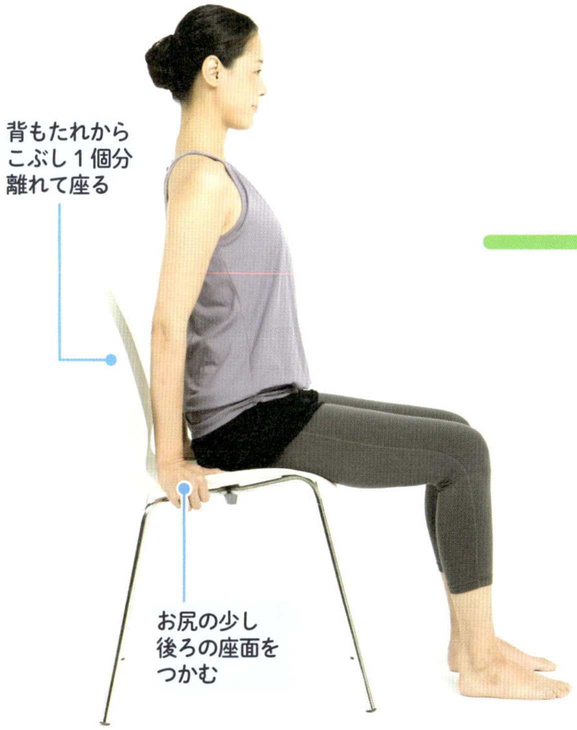
背もたれから
こぶし1個分
離れて座る
お尻の少し
後ろの座面を
つかむ

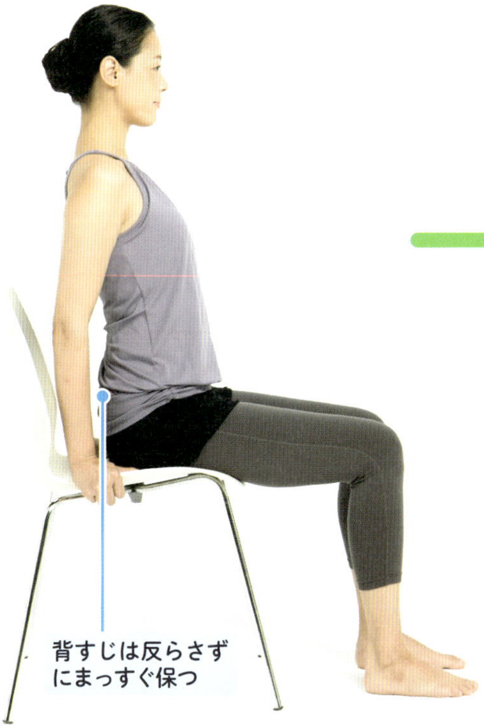
背すじは反らさず
にまっすぐ保つ

つらい人は…

足は少し上げるだけでも
OKです！

片足ずつ行って

腹筋の弱い人は、片足ずつ行うと負荷が軽くなります。足を上げるとき、おなかにしっかり力が入っていることを意識しましょう。

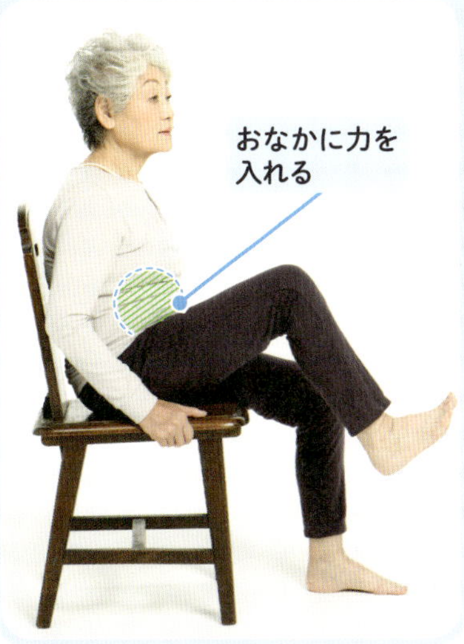
おなかに力を
入れる

3 ひじを軽く曲げ、つま先をつけたまま、かかとを床から上げる。

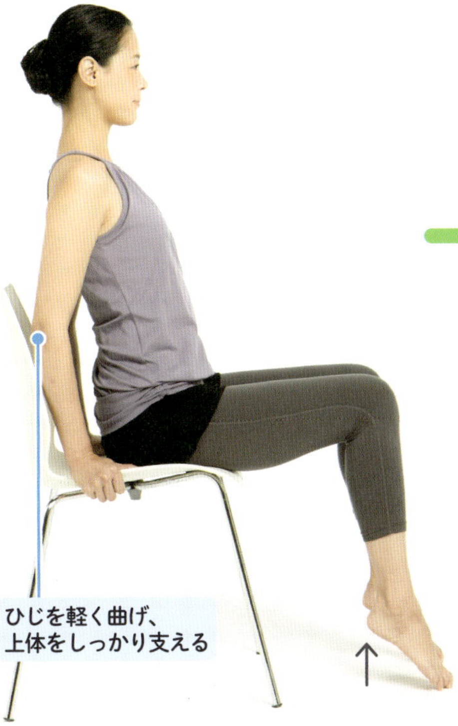
ひじを軽く曲げ、
上体をしっかり支える

4 おなかに力を入れてさらにひじを曲げ、息を吸いながらつま先を床から5㎝程度上げる。この状態を保ち、「吸う⇔吐く」を3～5回繰り返す。

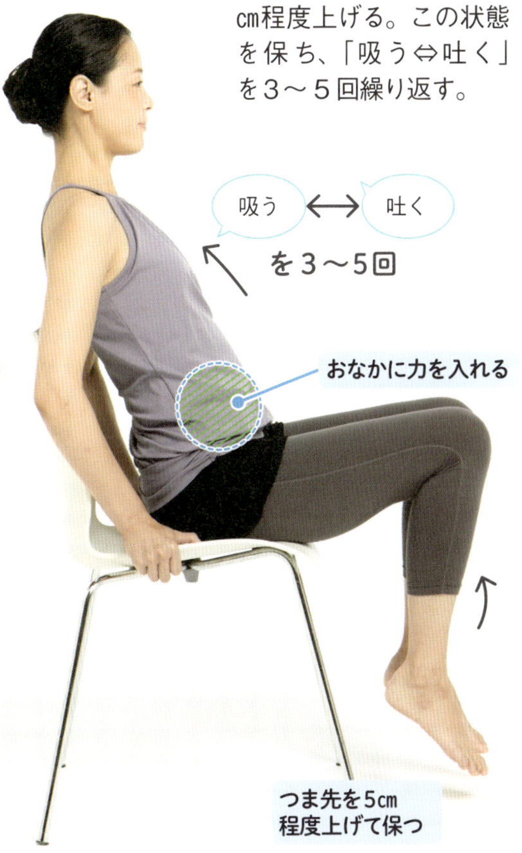

肩こり

マッサージしても
なかなか解消しない
慢性の肩こり。
その奥には肩まわりの
血行不良をはじめ、
さまざまな原因が
潜んでいます。
放っておくと、
「腕が上がらない」
「痛みが激しくなる」
といった深刻な悩みに
進行することも。
ヨガでこりの根本原因を
解決し、こまめに痛みを
取り除きましょう。

首まわりを柔軟に

首回し

難易度	★★ やや、やさしい

頭は、ボウリングのボール1個分ほどの重さがあります。重い頭を支えている首は、常にがんばっている状態。筋肉もこわばっていますから、ときどきほぐしてあげましょう。首回しには、硬くなった首の筋肉や筋をほぐし、血液やリンパの流れをよくする効果があります。呼吸を止めないようにして、勢いをつけずゆっくり動かしてください。

効果

首まわりのこりをほぐし、血流を促します。肩こりや首の痛みの予防に。

改善・予防

血行不良による肩や首のこり・痛み／頭のぼんやり／誤嚥

※血圧の高い人、めまいを起こしやすい人は、できるだけゆっくりと。終わった後すぐに立ち上がらないようにしてください。

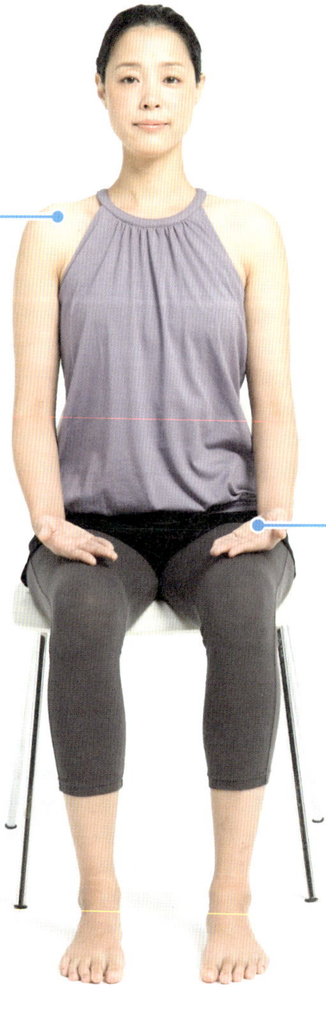
背すじを伸ばす
手のひらを上に向け、ももの上に置く

1

P17の「基本の姿勢」でイスに座り、手は手のひらを上に向けて、ももの上に置く。

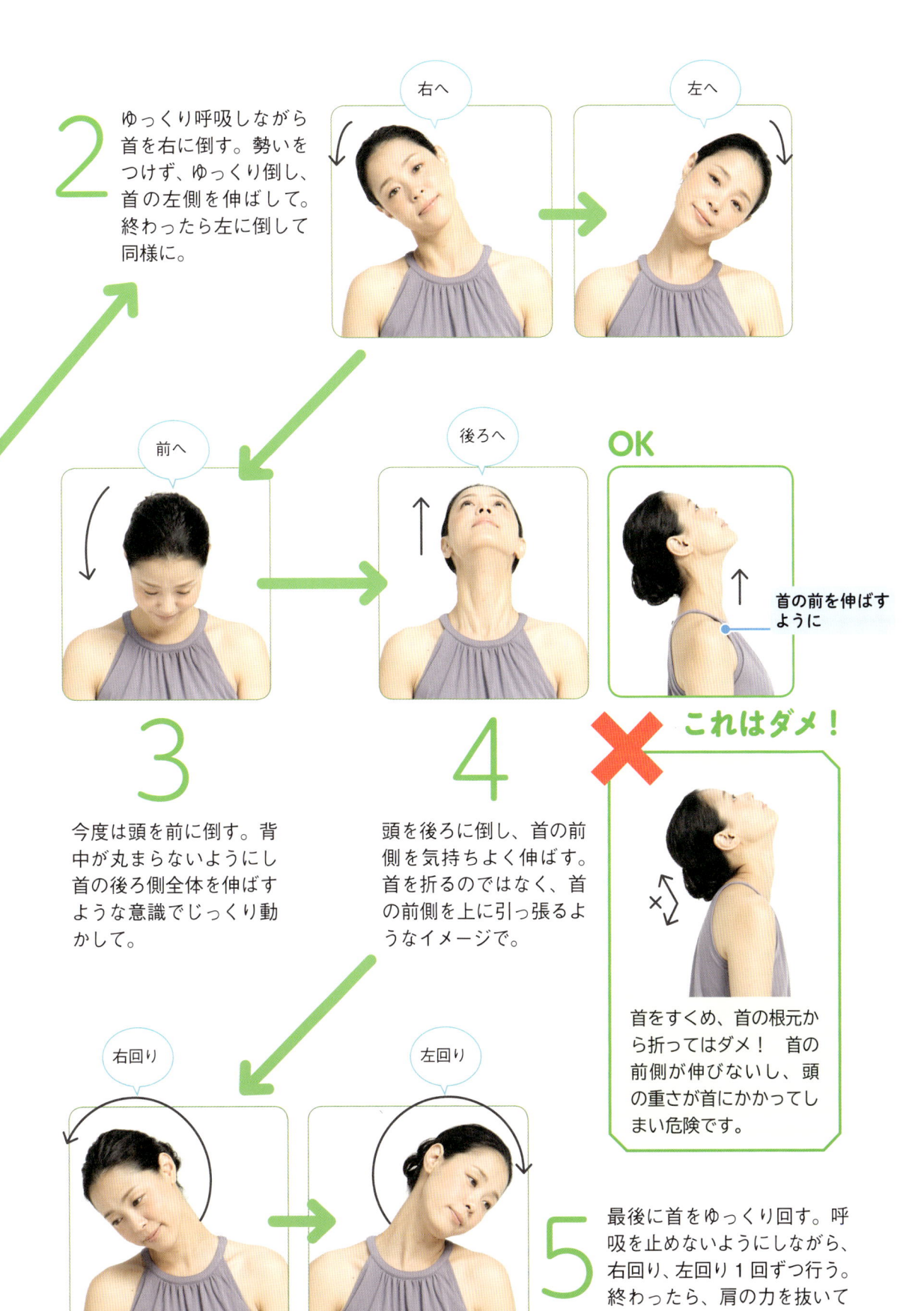

2

ゆっくり呼吸しながら首を右に倒す。勢いをつけず、ゆっくり倒し、首の左側を伸ばして。終わったら左に倒して同様に。

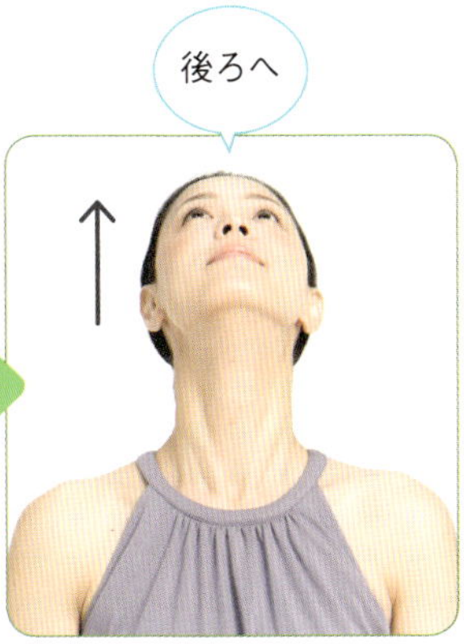

OK

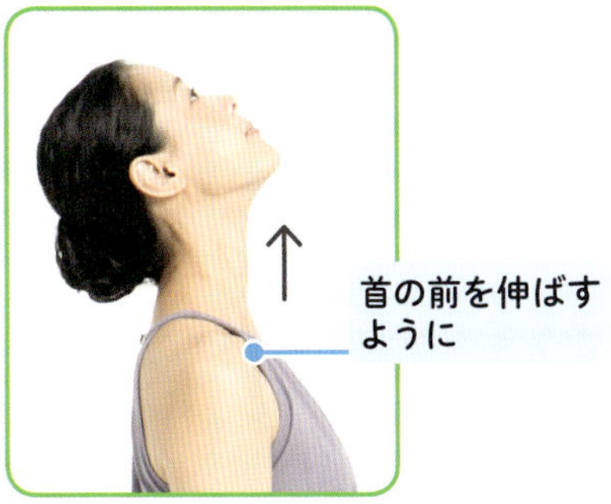

3

今度は頭を前に倒す。背中が丸まらないようにし首の後ろ側全体を伸ばすような意識でじっくり動かして。

4

頭を後ろに倒し、首の前側を気持ちよく伸ばす。首を折るのではなく、首の前側を上に引っ張るようなイメージで。

× これはダメ！

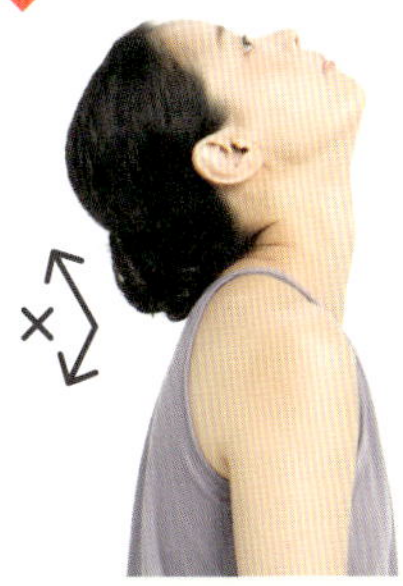

首をすくめ、首の根元から折ってはダメ！　首の前側が伸びないし、頭の重さが首にかかってしまい危険です。

5

最後に首をゆっくり回す。呼吸を止めないようにしながら、右回り、左回り１回ずつ行う。終わったら、肩の力を抜いてリラックスして。

肩こり

血流を促す

タオル体操

難易度 ★★ やや、やさしい

シニアはもちろん、デスクワークで肩甲骨まわりが硬くなっている人にもおすすめの体操です。
腕、肩を肩甲骨からしっかり動かすことで、かたまった筋肉をほぐしたり、血流を促すことができます。
肩甲骨の柔軟性に左右差があっても、タオルを持ってやると左右均等に動かすことが可能に。呼吸に合わせて行えば、体全体がポカポカ温まってくるでしょう。

効果

肩甲骨を柔軟に動かし、背中から肩にかけてのこりを取り、血流を改善します。

改善・予防

肩こり・首こり／五十肩／悪い姿勢／冷え／呼吸が浅い

1 フェイスタオルを用意し、P17の「基本の姿勢」でイスに座る。両手をタオルの上に置く。

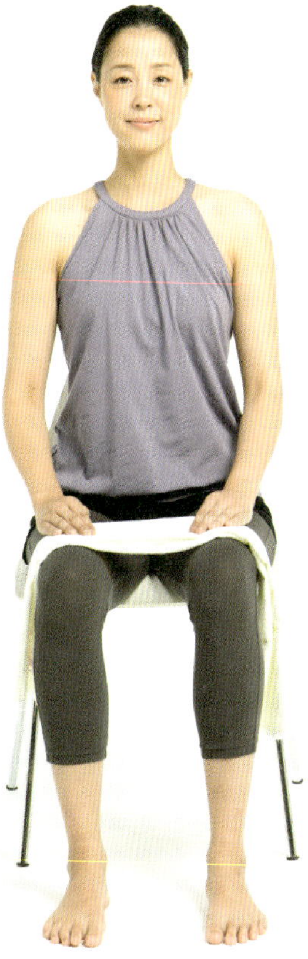

2 両手でタオルを持ち、胸の前に上げる。手の間隔は肩幅より広めに。肩甲骨が硬い人は手の間隔を広くするとやりやすい。

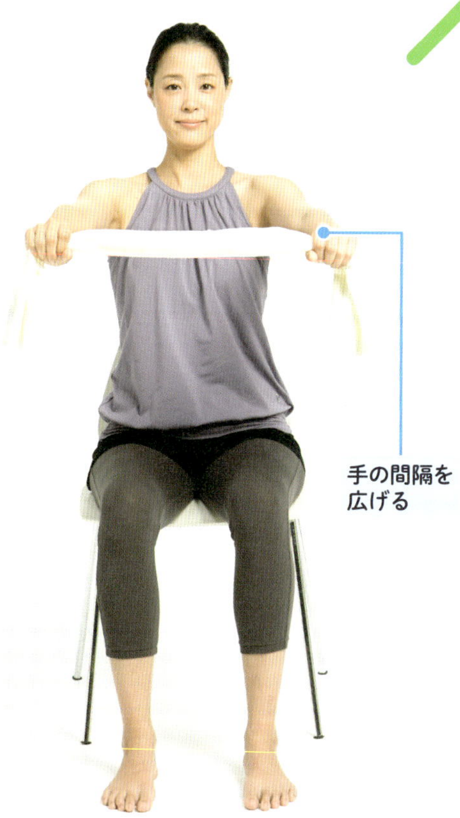

3

ゆっくり鼻から息を吸い、呼吸に合わせてタオルを上に上げていく。

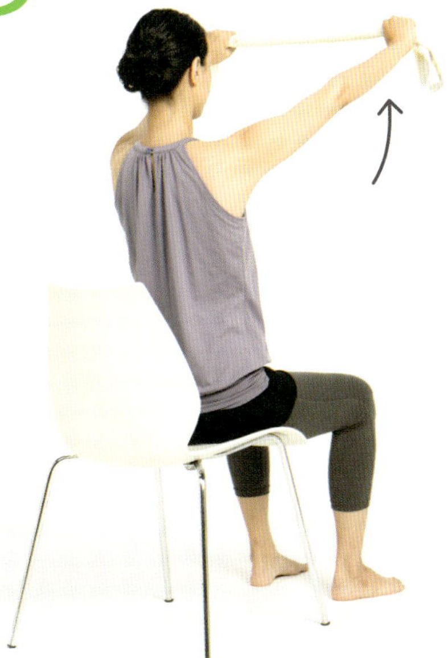

つらい人は…

これなら楽ですよ！

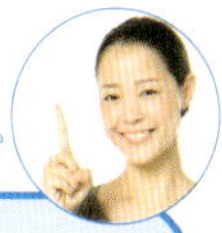

両手をもっと開く

両手の間隔が広くなればなるほど楽になります。肩甲骨や肩関節が硬い人は、手と手の幅を開き、フェイスタオルの両端を持ってやってみましょう。

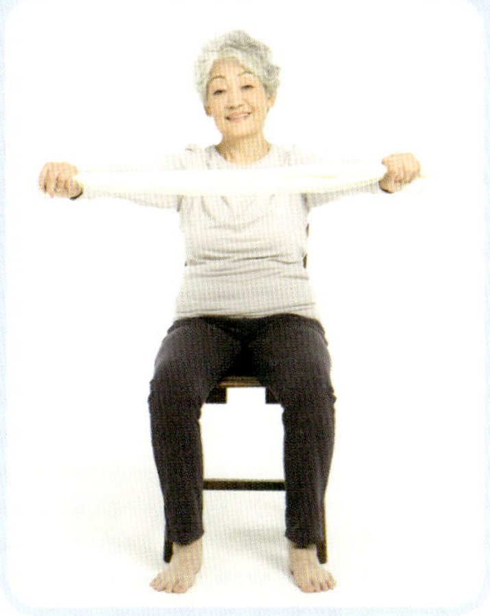

これはダメ！

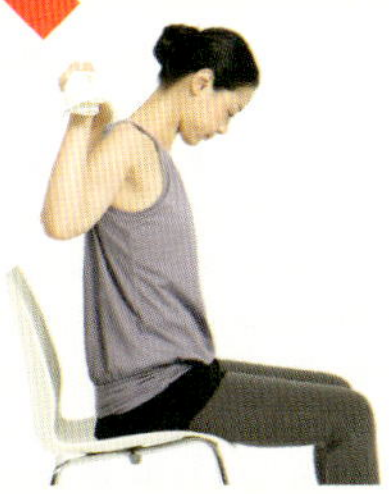

首が前に出てしまうと、ひじを引き下げても肩甲骨が十分に動きません。背すじをまっすぐに伸ばしたまま行いましょう。

4

吸いながら、両手を頭より後ろまで上げる。腕だけでなく、肩甲骨を寄せることを意識して。

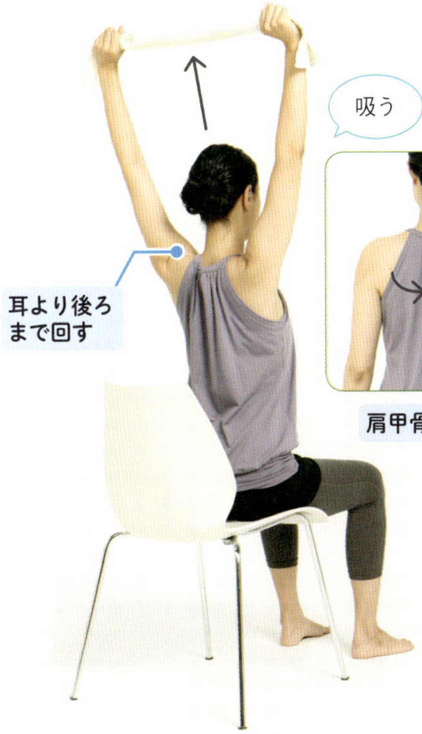

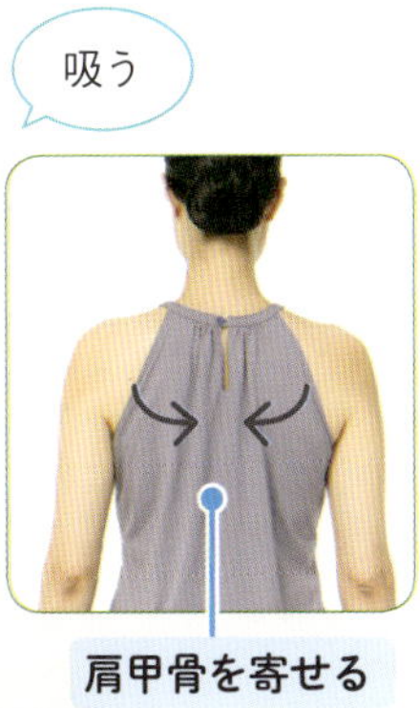

5

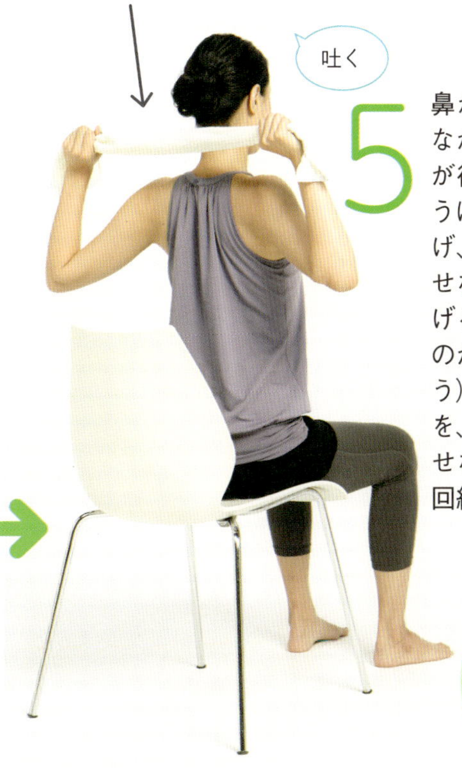

鼻から息を吐きながら、タオルが後ろにくるように両ひじを曲げ、肩甲骨を寄せながら引き下げる。胸を開くのがコツ。「4(吸う)⇔5（吐く）」を、呼吸に合わせながら3～5回繰り返す。

4 ⟷ 5
を3～5回

肩こり

肩甲骨を開く

ボールだっこ

難易度 ★ やさしい

P42～43の「タオル体操」とは逆に、肩甲骨を開くのがこのポーズ。両手で大きなボールをだっこするようにして、左右の肩甲骨を開きます。
左右の腕で輪をつくったら前に伸ばし、できるだけ大きなボールを抱えているイメージで行うと、肩の後ろにある僧帽筋が伸びて背中が温まってきます。
「タオル体操」とセットで行うと、肩甲骨のまわりにある筋肉全体がほぐれ、肩こりが楽に！

効果

肩甲骨を柔らかく動かし、背中まわりの筋肉をほぐして血行をよくします。

改善・予防

肩こり･首こり／上半身の冷え／呼吸が浅い

1 P17の「基本の姿勢」でイスに座る。

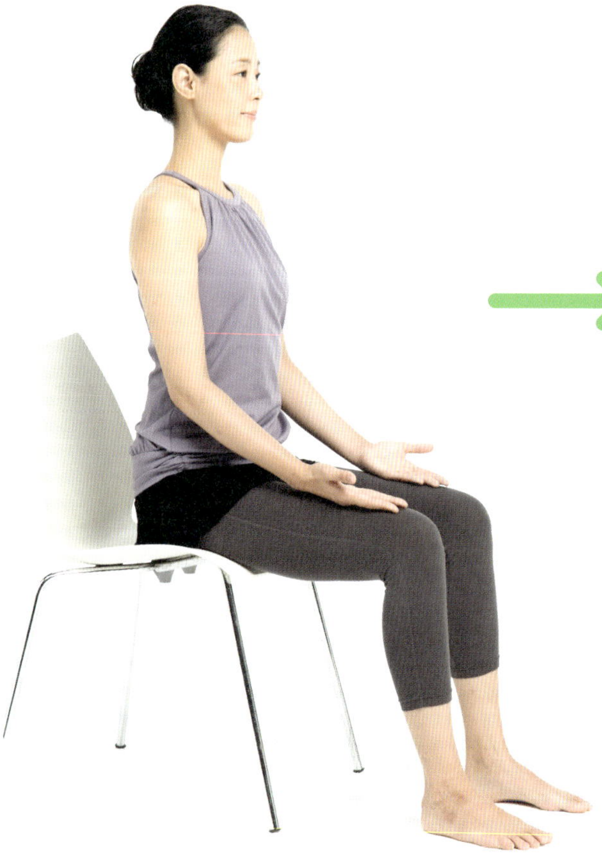

2 大きなボールを両手で抱えるようなイメージで左右の手を前で組み合わせる。

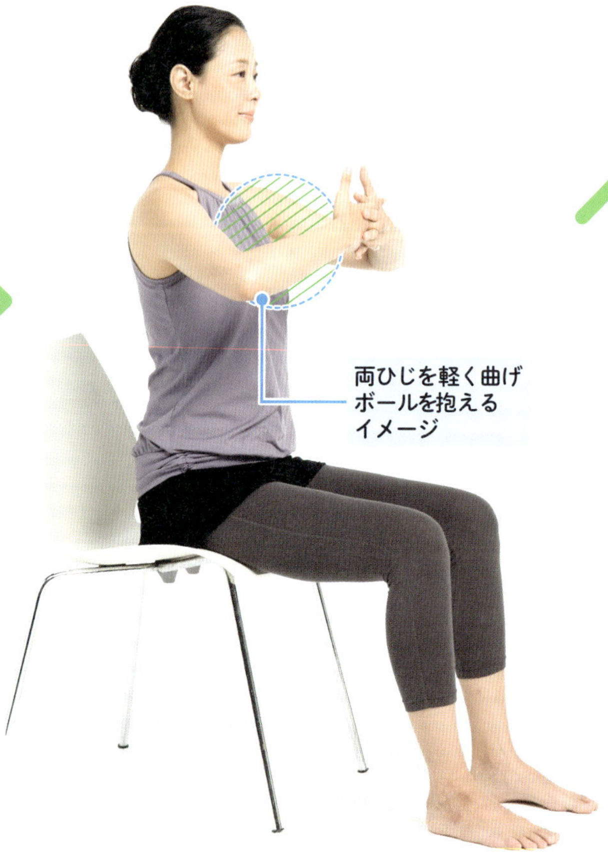
両ひじを軽く曲げ
ボールを抱える
イメージ

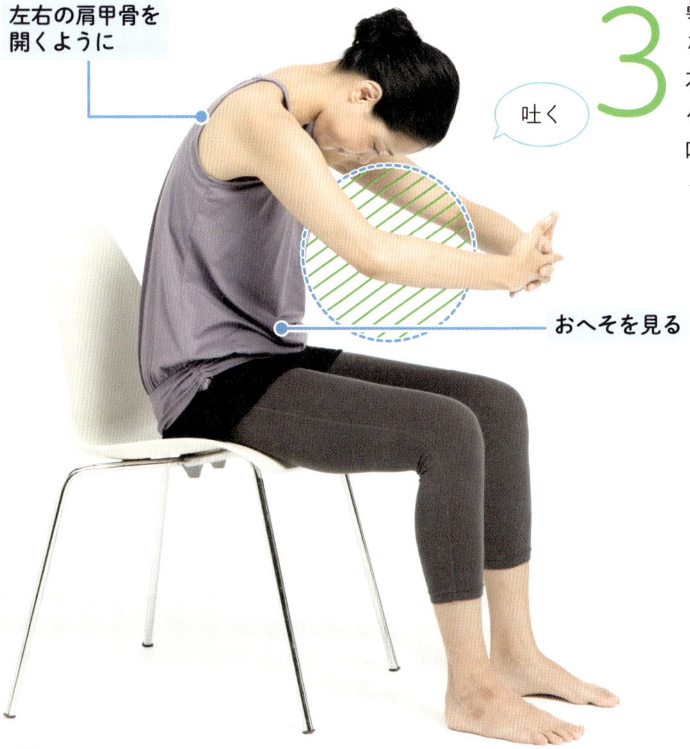
左右の肩甲骨を
開くように
吐く
おへそを見る

3 鼻から息を吸い、吐きながら背中を丸め、左右の肩甲骨を開く。おへそを見るようにして、吐く息に合わせてグーッと背中を丸めて。

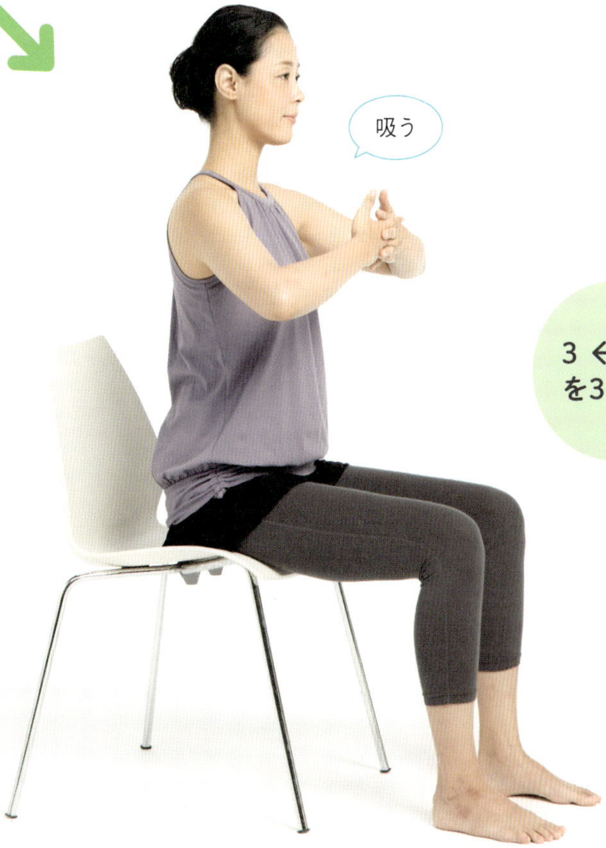
吸う

3 ⟷ 4
を3~5回

4 吸いながら上体を元に戻す。「吐いて丸める⇔吸って戻す」を3~5回繰り返す。

胸を開く

うさぎのポーズ

難易度 ★★ やや、やさしい

肩こりに悩む人のほとんどは、肩が前に出ていて胸が縮こまった状態になっています。
特に、猫背ぎみの人、前かがみの作業が多い人は要注意。胸が開けないと、肩こりがひどくなるだけでなく、呼吸が浅くなり、それがさまざまな不調の原因につながります。
このポーズには、大胸筋を使って胸を大きく開く効果が。肩甲骨を寄せるイメージでやってみましょう。

効果

胸を開き、肩甲骨を寄せることで、上半身の緊張を取り除きます。浅くなりがちな呼吸を整える効果も。

改善・予防

肩こり・首こり／呼吸が浅い／悪い姿勢／冷え

1 背もたれからこぶし1個分くらい離れ、P17の「基本の姿勢」でイスに座る。

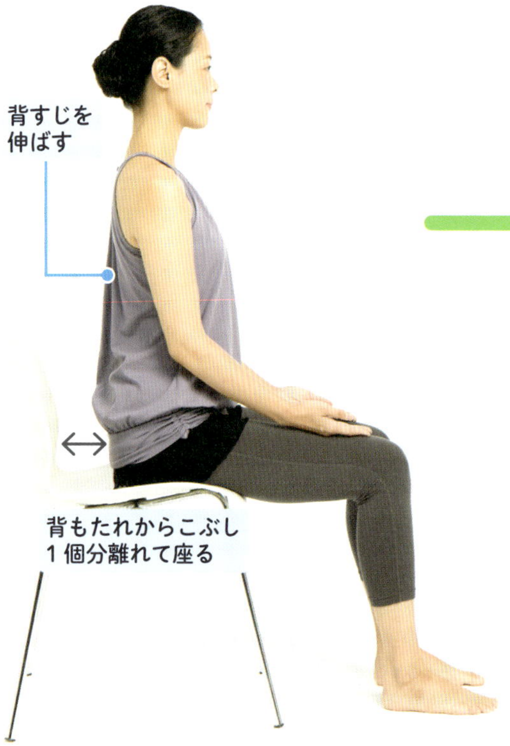
背すじを伸ばす
背もたれからこぶし1個分離れて座る

2 お尻の少し後ろの座面を、横から両手でしっかりつかむ。

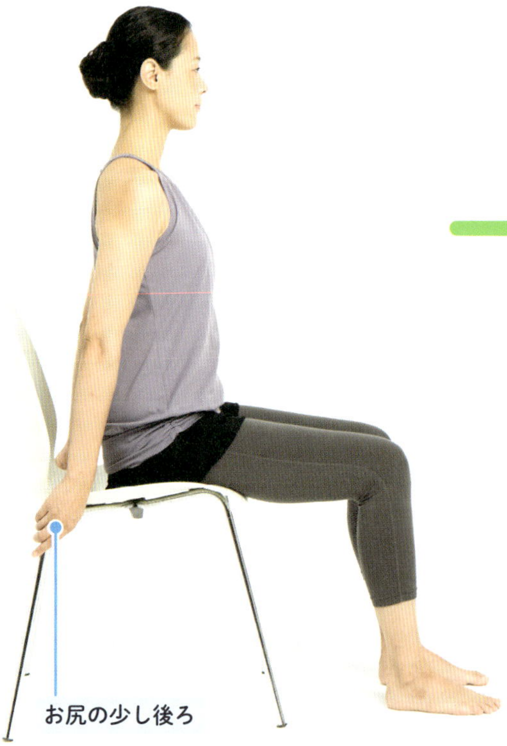
お尻の少し後ろ

正面

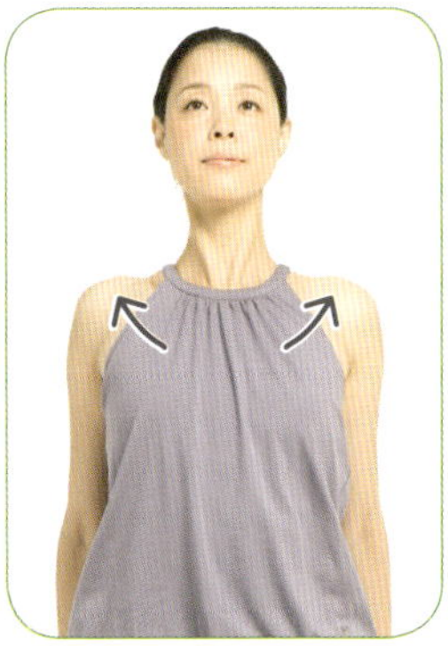

胸を開く

後ろ

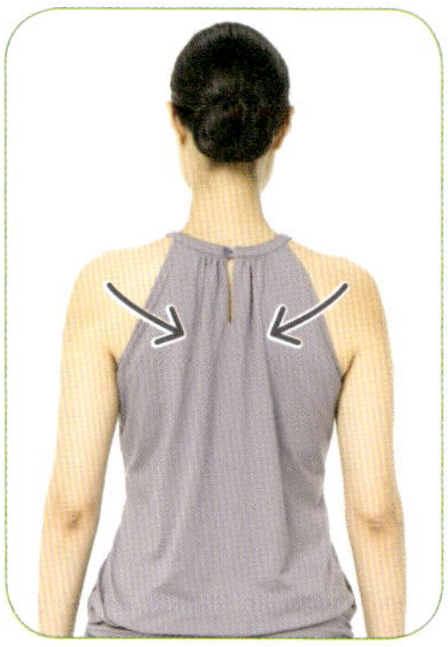

肩甲骨を寄せる

3

肩を後ろに引き、胸を開いて肩甲骨を寄せる。気持ちよく胸が開いたところで止め、「吸う⇔吐く」を３～５回繰り返す。

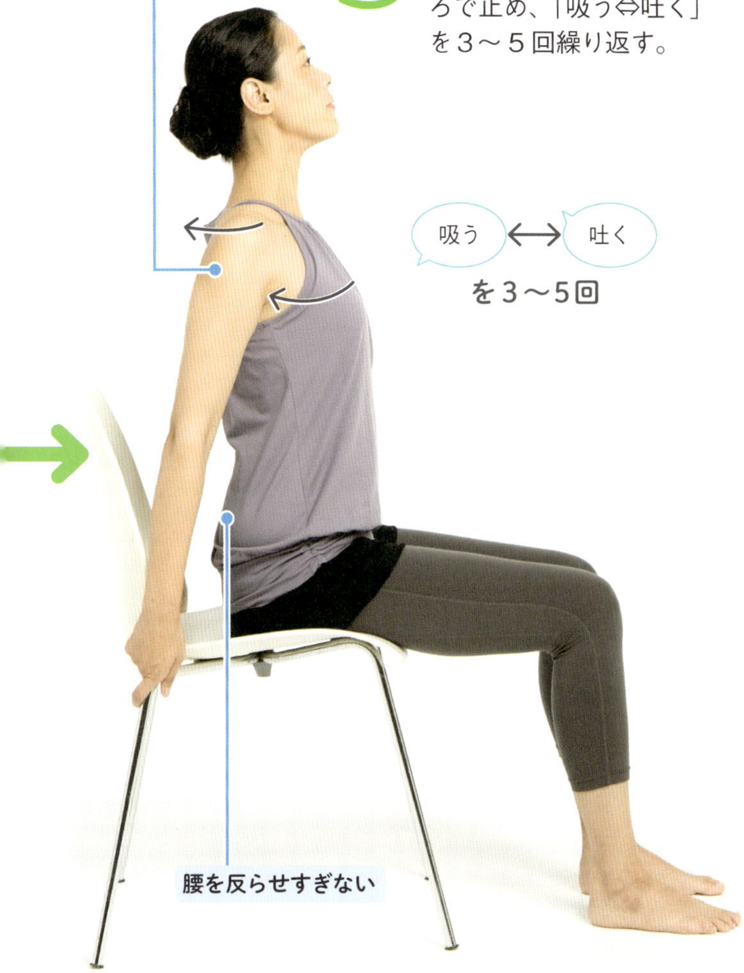
肩を引き
胸を開く
腰を反らせすぎない

吸う ⟷ 吐く

を3～5回

これはダメ！

背骨を反らせようとすると、首や腰に負担がかかり痛める危険が！　反らせるのではなく胸を横に開くことが重要。

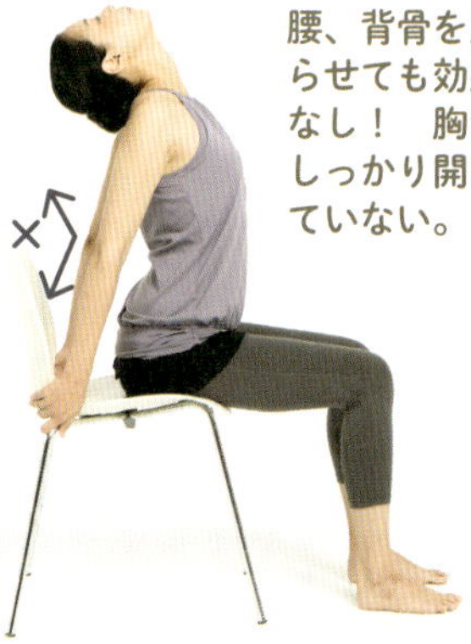

腰、背骨を反らせても効果なし！　胸がしっかり開いていない。

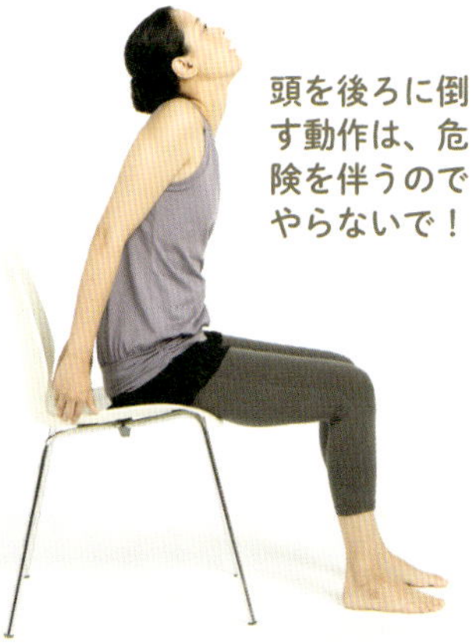

頭を後ろに倒す動作は、危険を伴うのでやらないで！

肩こり

肩関節をほぐす

下を向いた犬のポーズ

難易度	★★★★★ 難しい

肩こりが慢性化した人は、筋肉の緊張が、脇、腰、ももの裏側にまで及んでいます。
このポーズには、首から背中、脚の裏側と、体の背面をまんべんなく伸ばす効果があり、加齢によるつらい痛みを改善できます。
ひざと背すじをピンと伸ばしたまま、お尻から頭までをしっかり伸ばしましょう。

効果

腕、脇、肩関節、背中、腰、もも・ひざの裏側、ふくらはぎまでを気持ちよく伸ばせます。長時間座っていることで起こる肩こりや腰痛の緩和に。

改善・予防

肩こり／腰痛／五十肩／脚の筋肉のハリ

1 壁を正面にし、足を肩幅に開いて立つ。肩の高さの位置に両手をつける。

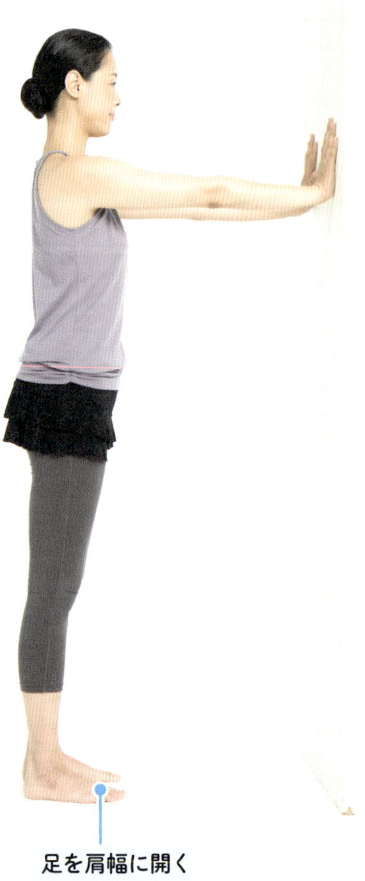
足を肩幅に開く

2 壁に手をつけたまま、一歩分壁から後ろに下がる。

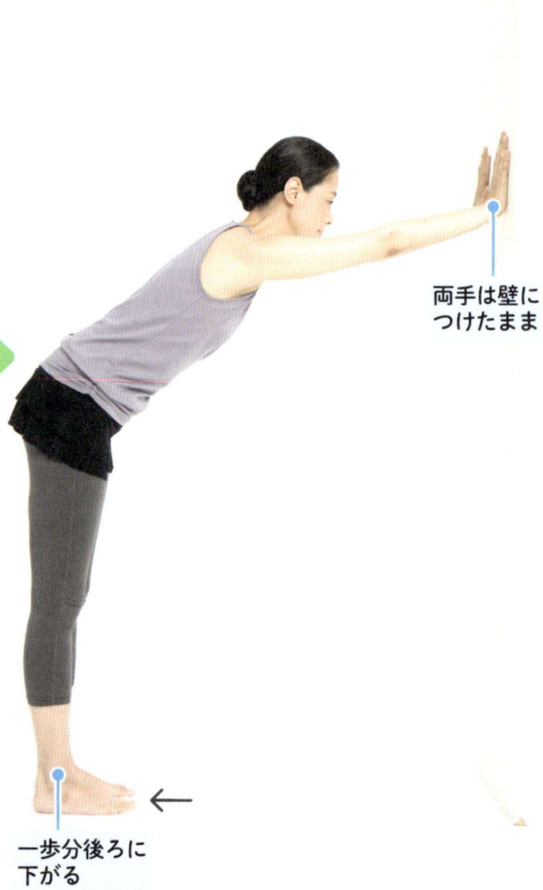
両手は壁につけたまま
一歩分後ろに下がる

これはダメ！

腕や首が曲がってしまうと、脇、背中など、伸ばしたいところが伸びないので注意して！

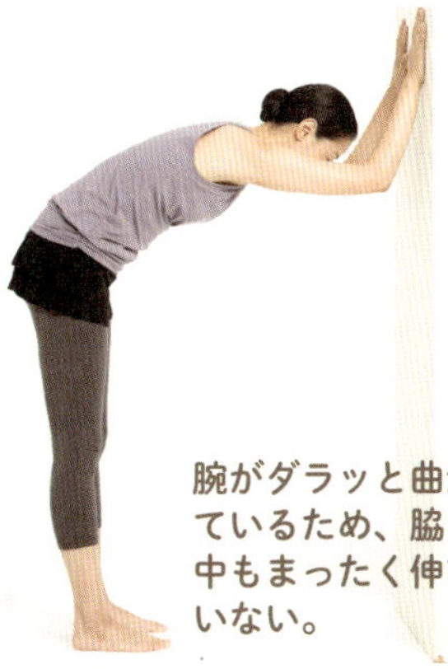

腕がダラッと曲がっているため、脇も背中もまったく伸びていない。

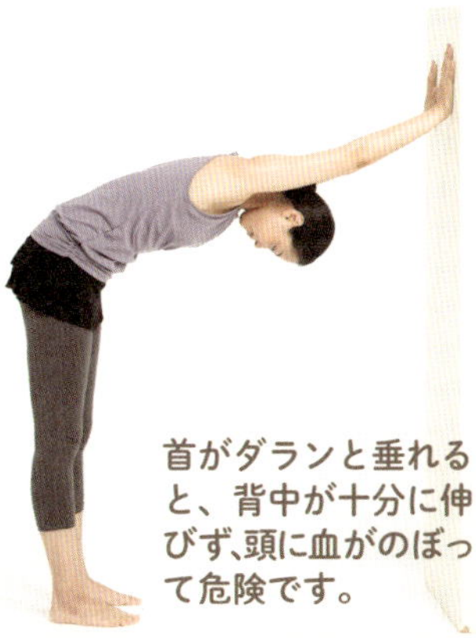

首がダランと垂れると、背中が十分に伸びず､頭に血がのぼって危険です。

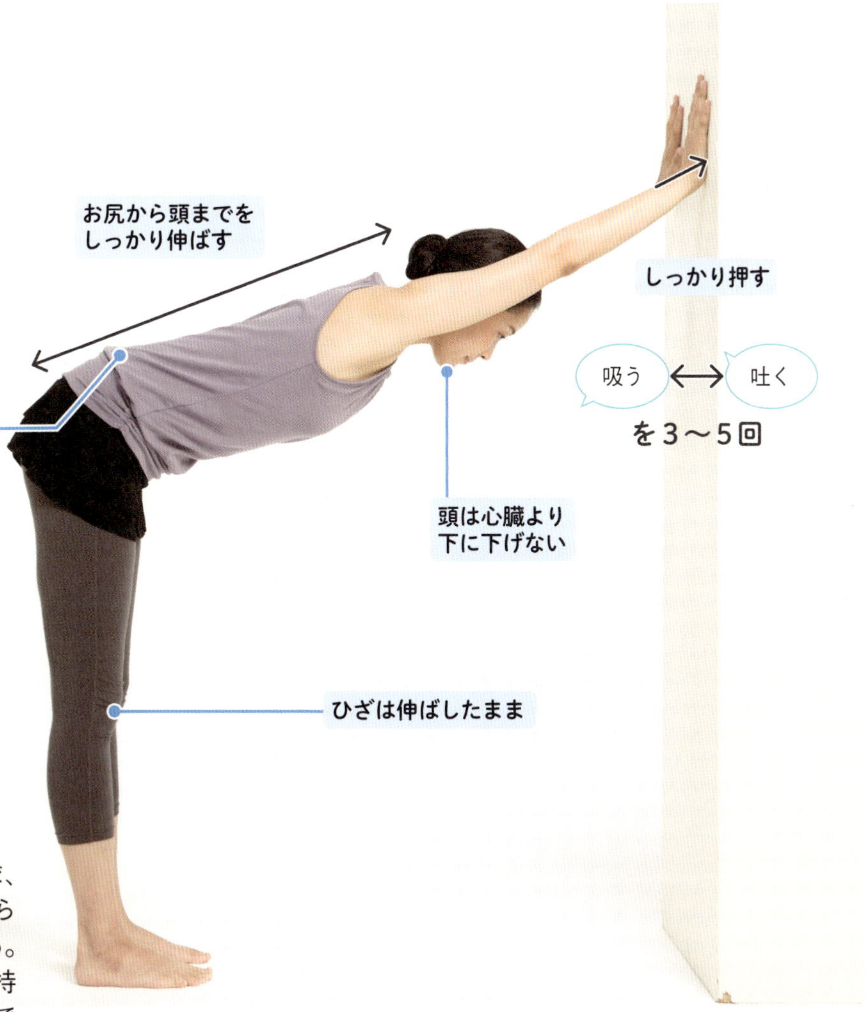

お尻から頭までをしっかり伸ばす
しっかり押す
吸う ⟷ 吐く
を３～５回
気持ちよく伸びるところまで体を倒す
頭は心臓より下に下げない
ひざは伸ばしたまま

3

背すじを伸ばしたまま、両手で壁を押しながらさらに後ろに下がる。お尻から頭までが気持ちよく伸びたところで止め、この状態で、「吸う⇔吐く」を３～５回繰り返す。

ひざ痛

ひざ痛は年齢とともに増える悩みのひとつ。原因は、ひざのまわりの筋力の低下にあります。ひどくなると歩くのがつらくなり、歩かないとさらに筋力が低下するという悪循環に。脚の筋力を強化し、柔軟性を高めるヨガで、元気に歩ける脚をつくってください。脚の筋肉に適度な刺激を与えることができるので、むくみや転倒予防にもつながります。

ももの筋力を強化

杖のポーズ

ももの前～外側（大腿四頭筋）の筋力が低下すると、ひざがぐらつき、ひざ痛の原因になります。
このポーズには、大腿四頭筋を鍛える効果が。ひざまわりの筋肉は、ひざを支えるサポーターの役割を果たしてくれます。
ちょっとした段差につまずく、歩行中に転倒するといった、事故の予防にも効果的です。

難易度 ★★ やや、やさしい

効果

もも前側、ふくらはぎの筋力を強化しながら、ひざの裏側をストレッチ。ひざ痛を予防します。

改善・予防

ひざ痛／脚の筋力の衰え／歩行時のふらつき／つまずき・転倒／脚のむくみ

1

P17の「基本の姿勢」で、イスに少し浅めに座る。手は手のひらを上に向けて、ももの上に置く。ここで鼻から息を吸う。

吸う
背すじを伸ばす
手のひらを上に向け、ももの上に置く
座面の真ん中あたりに少し浅めに座る

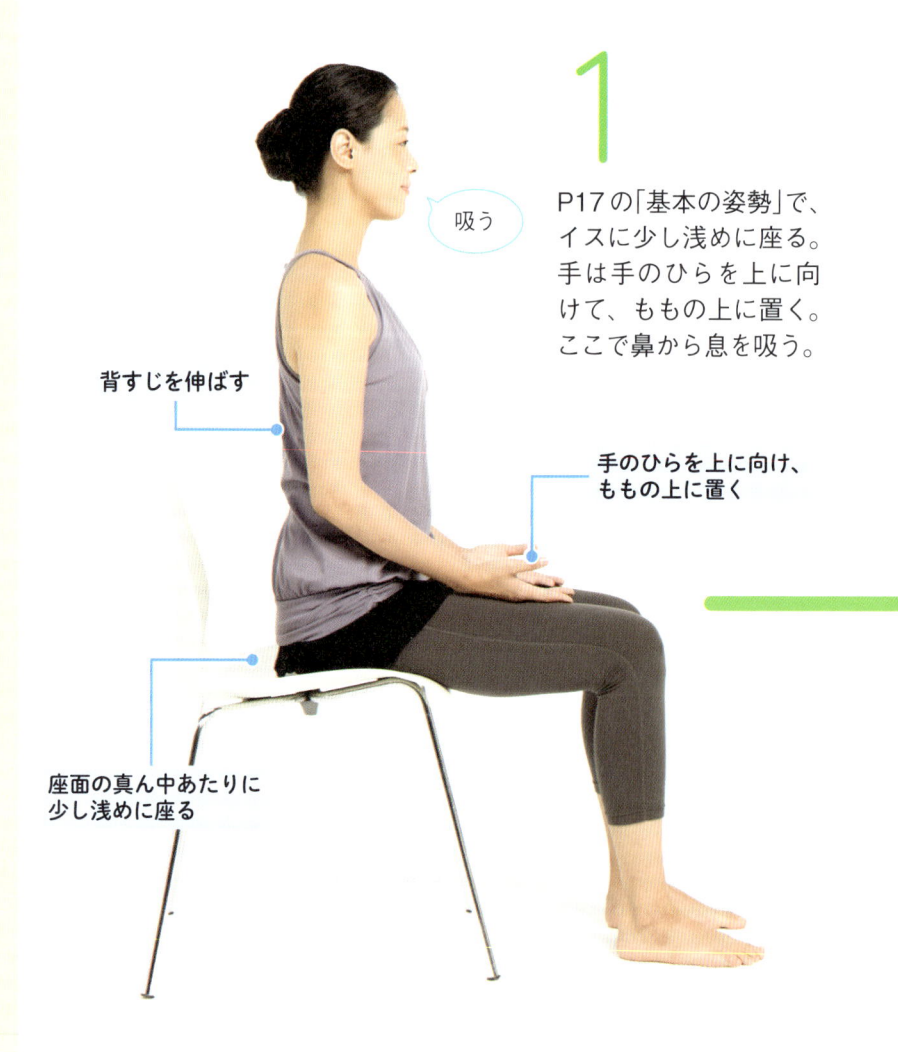

つらい人は…

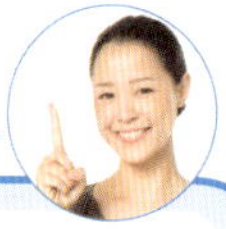

深く腰かけるほど楽ですよ！

背もたれを使って

イスに深く腰かけるほど運動負荷が軽くなります。きつい人は背もたれを使ってもOK。無理のない範囲で行いましょう。

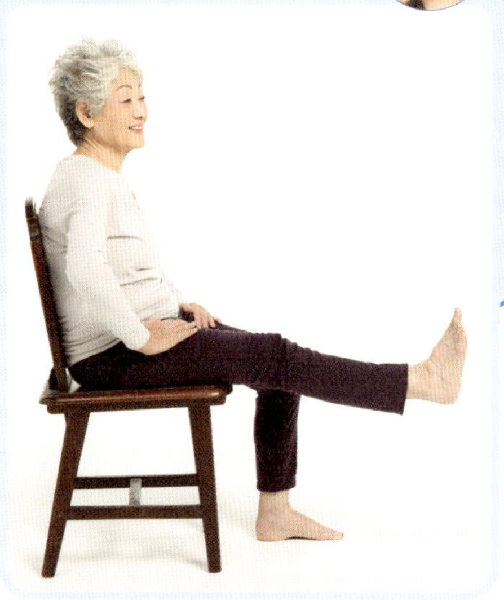

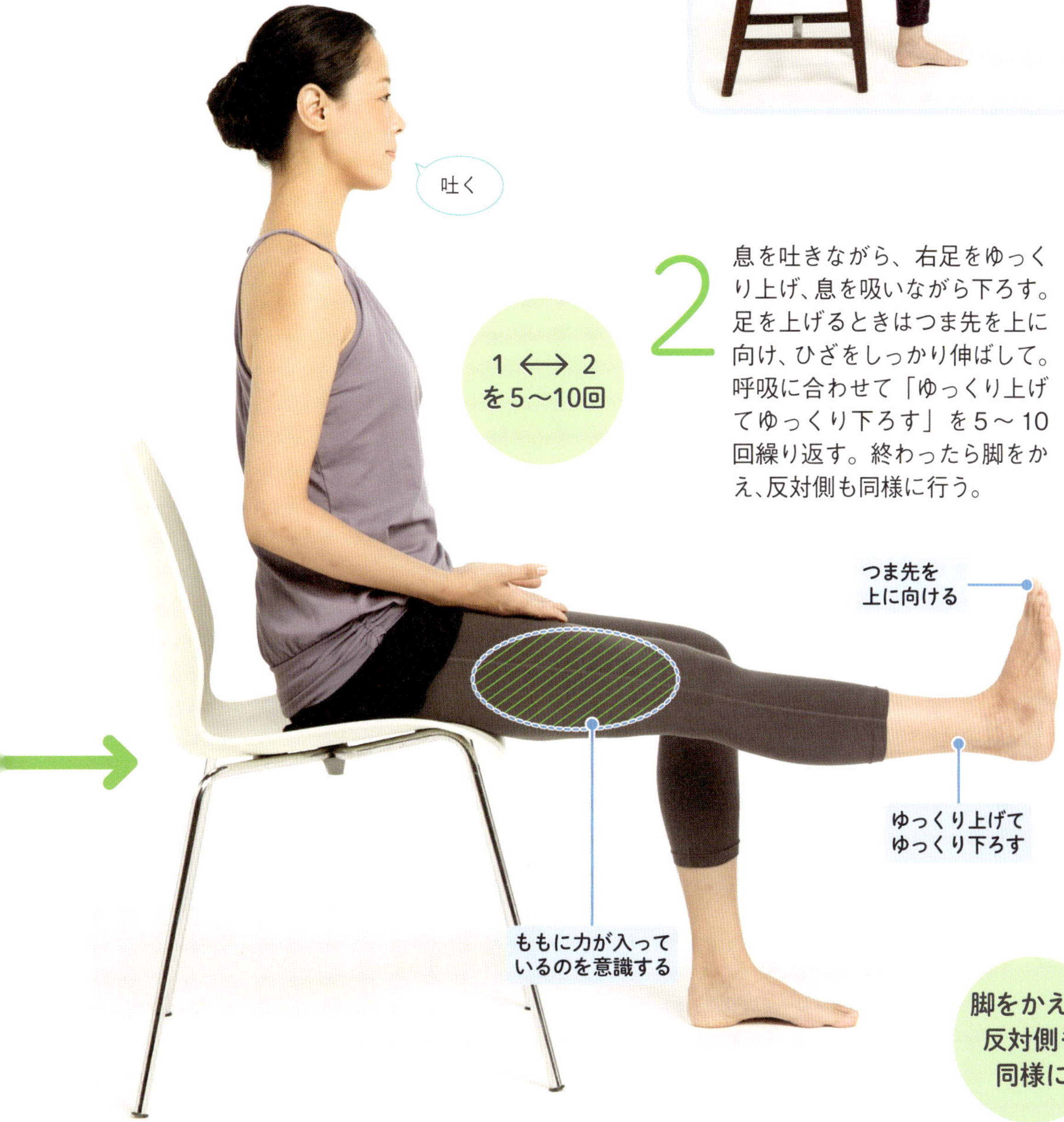

吐く
つま先を上に向ける
ゆっくり上げてゆっくり下ろす
ももに力が入っているのを意識する

1 ⟷ 2
を5〜10回

2

息を吐きながら、右足をゆっくり上げ、息を吸いながら下ろす。足を上げるときはつま先を上に向け、ひざをしっかり伸ばして。呼吸に合わせて「ゆっくり上げてゆっくり下ろす」を5〜10回繰り返す。終わったら脚をかえ、反対側も同様に行う。

脚をかえて
反対側も
同様に

ひざ痛

ももの裏を伸ばす

立って前屈

難易度	★★★★ やや難しい

ひざ痛がある人は、筋力が低下するだけでなく硬くなって、体勢が不安定になりがちです。
このポーズには、硬くなった脚の裏側を伸ばすストレッチ効果が。ひざが痛む人、脚の冷えがつらい人におすすめしたいメニューです。
反動をつけずに、脚の後ろ側全体をじっくり伸ばしてください。繰り返すうちに柔軟になってきます。

効果

ふくらはぎ、ひざの裏、ももの裏が気持ちよく伸びます。ひざ痛や脚の疲れの解消に。

改善・予防

ひざ痛／脚の筋肉疲労／下半身のむくみ・冷え

1

イスの座面を前にして立ち、両足を腰幅に開く。

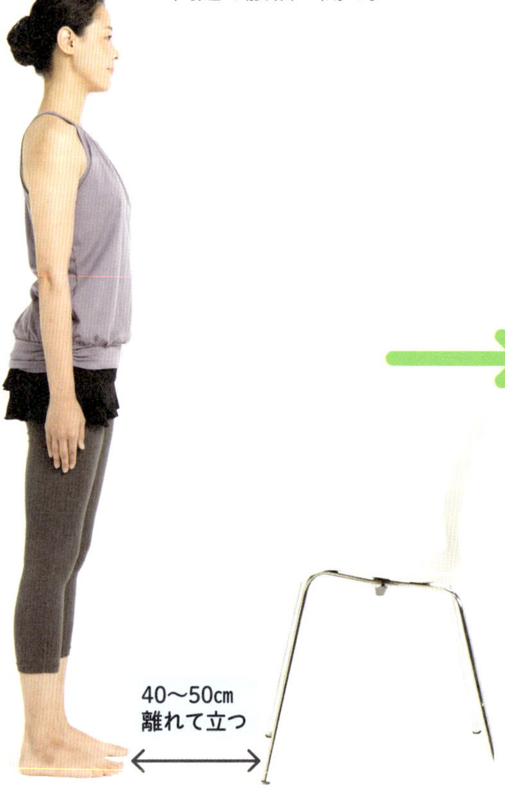
40〜50cm
離れて立つ

2

イスの座面に両手をつく。背すじを伸ばし、ひざを伸ばす。

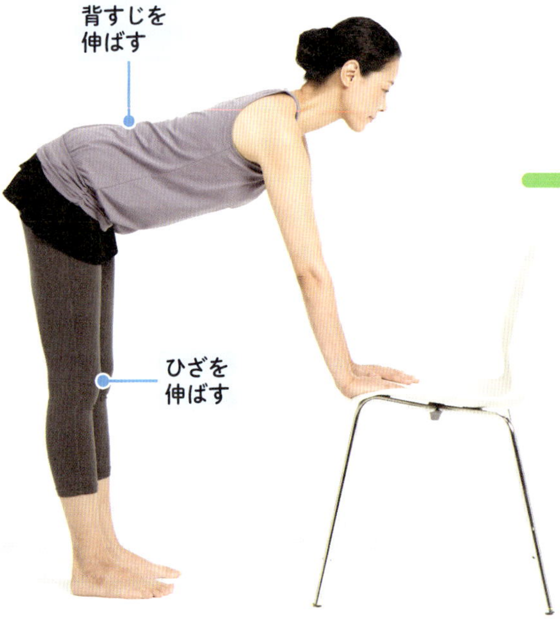
背すじを
伸ばす
ひざを
伸ばす

つらい人は…

家にあるものを
利用してください！

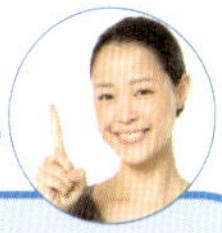

高めのテーブルにして

手をつくイスを、少し高さのあるダイニングテーブルなどにかえてやってみてください。ストレッチ効果は弱まりますが、楽にできるようになります。

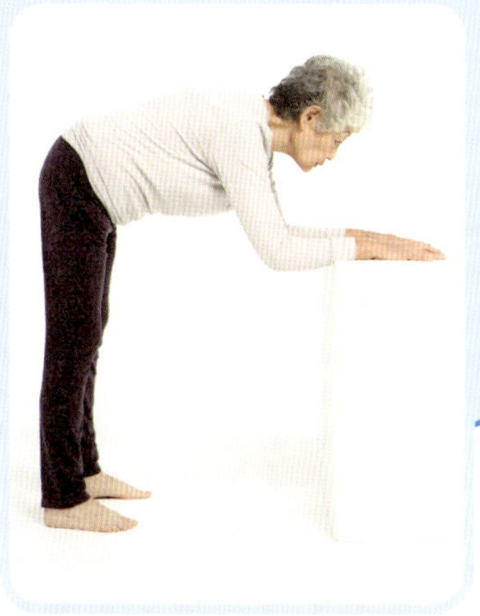

もっと効かせたい人は

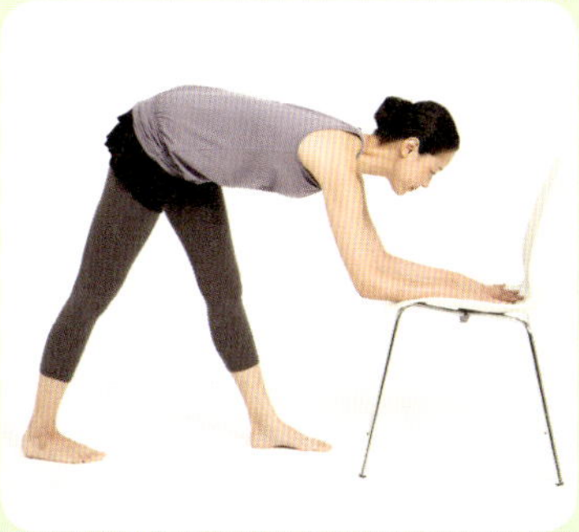

そろえていた足を一歩前に踏み出してやってみましょう。さらに強く筋肉を伸ばすことができます。終わったら足をかえ、反対側も同様に行ってください。

3 ひじまでを座面につけ、股関節から曲げて上体をさらに深く倒す。足首からももの裏側までが気持ちよく伸びるのを感じたら、「吸う⇔吐く」を３～５回繰り返す。

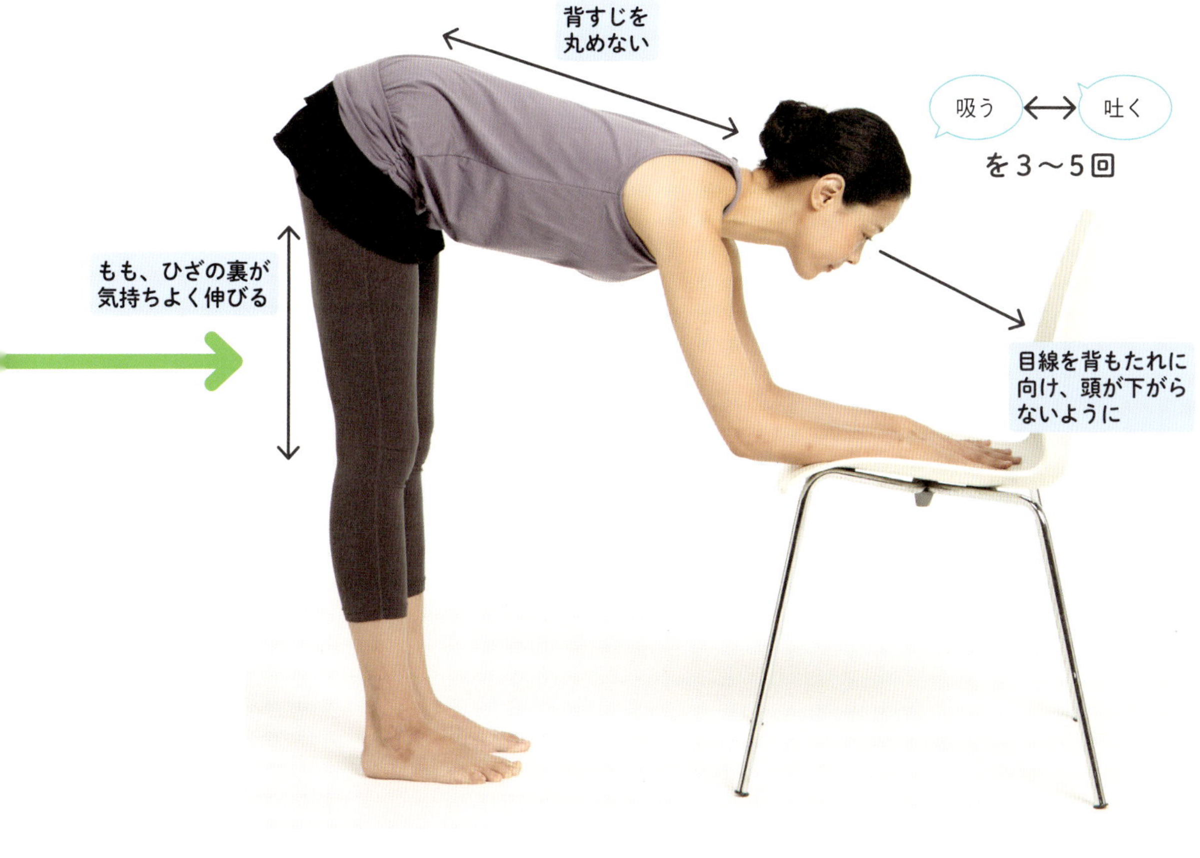
背すじを
丸めない
吸う
吐く
を３～５回
もも、ひざの裏が
気持ちよく伸びる
目線を背もたれに
向け、頭が下がら
ないように

転倒予防

加齢により筋力、バランス感覚などが低下し、転倒しやすくなります。ヨガで、衰えがちな脚の筋肉に適度な刺激を与えてあげましょう。歩いたり階段を使ったり、日常生活の中でもできるだけ体を動かし、筋肉を鍛えてください。

アキレス腱を伸ばす

英雄のポーズ

ちょっとした段差にひっかかるようになったら、転倒の危険の始まり。原因のひとつは、足首の柔軟性の低下です。
足首の硬さは、つま先が上がらない、蹴り出す力が低下して歩幅が狭くなるといった問題に直結します。足首、アキレス腱を柔らかくほぐしましょう。

難易度	★★ やや、やさしい

効果

アキレス腱、ふくらはぎ、ひざの裏など、脚の裏側全体をストレッチして筋力を鍛えます。

改善・予防

転倒／むくみ・冷え／ひざ痛／足首やアキレス腱の老化・硬直／下半身の血行不良

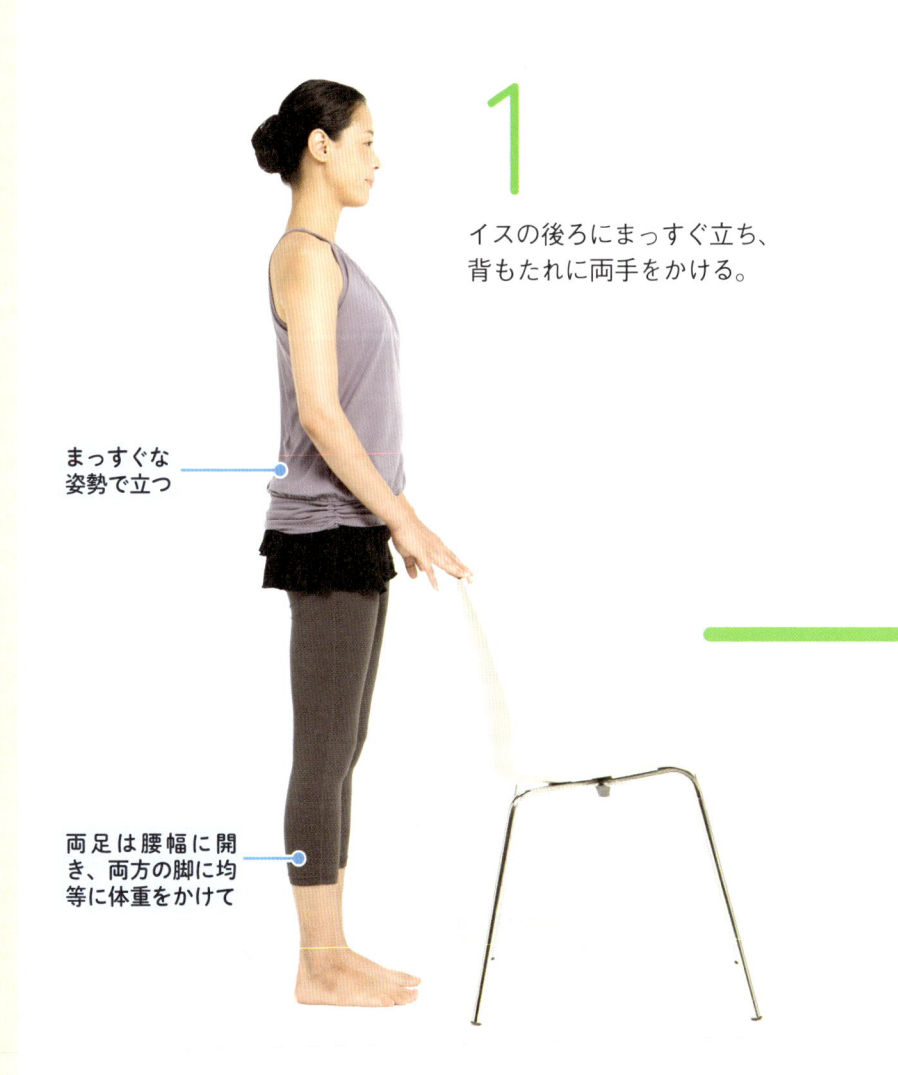

まっすぐな姿勢で立つ
両足は腰幅に開き、両方の脚に均等に体重をかけて

1

イスの後ろにまっすぐ立ち、背もたれに両手をかける。

これはダメ！

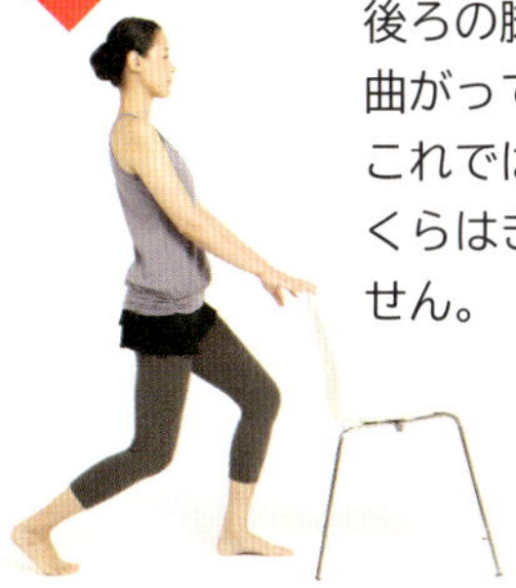

後ろの脚のひざが曲がってはダメ！これでは足首もふくらはぎも伸びません。

つらい人は…

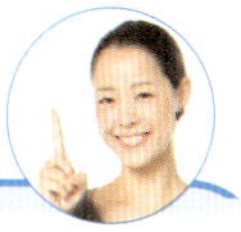

無理せずできる範囲でOKです！

足幅を狭くして

足幅を狭くして、ゆっくり伸ばすことから始めましょう。柔らかくなってきたら、少しずつ足幅を広げてください。

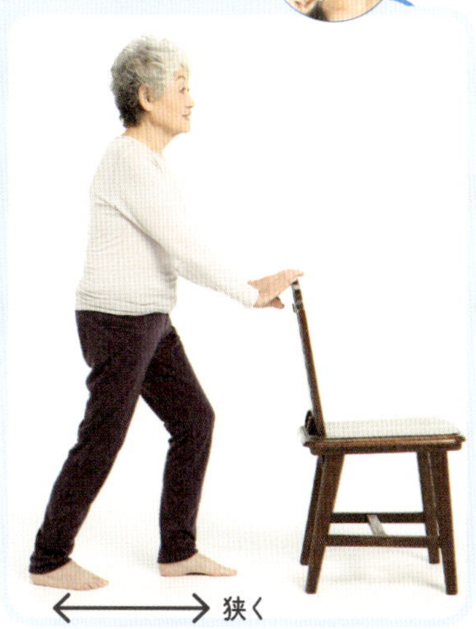

狭く

前後の足の間隔を広めにすると、さらに伸ばすことができる。

余裕のある人は

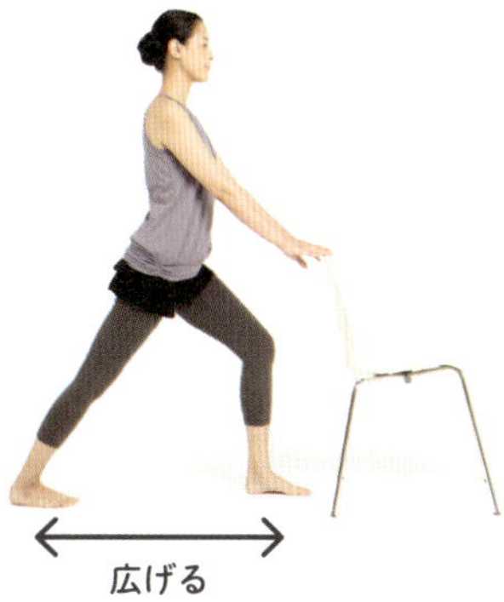

広げる

2

右足を後ろに引き、左ひざを軽く曲げて、右の足首からふくらはぎをゆっくり伸ばす。気持ちよく伸びたところで「吸う⇔吐く」を3〜5回繰り返す。

吸う ⟷ 吐く

を3〜5回

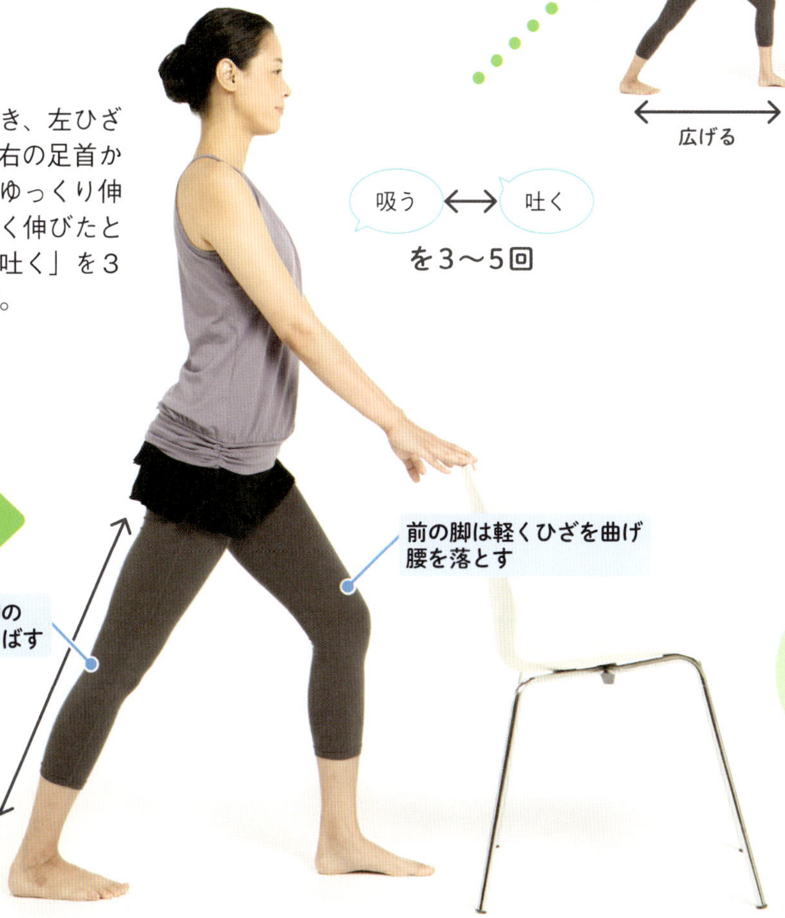

前の脚は軽くひざを曲げ
腰を落とす
後ろの脚の
ひざを伸ばす
足首〜ももの裏
側全体が伸びる
のを感じて

脚をかえて反対側も同様に

転倒予防

バランス感覚を養う

片足立ちのポーズ

バランス感覚の衰えは転倒につながります。片足立ちするこのポーズで、バランス感覚と筋力を鍛えましょう。
ふらつきやすい人は、壁の前に立ち、イスの背もたれにつかまって行うと安全です。
片足で床にしっかり体重をかけ、体が安定しているのを確かめながらゆっくり反対の足を浮かせてください。ポーズに意識を集中して行いましょう。

難易度	★★★★★ 難しい

効果

バランス感覚を養います。悩みや考えごとがあるとふらつきやすいので、心の状態のチェックにもなり、精神を安定させます。

改善・予防

転倒／脚・体幹の筋力の衰え／不安感

1

壁を背にして立ち、イスの背もたれに両手をかける。

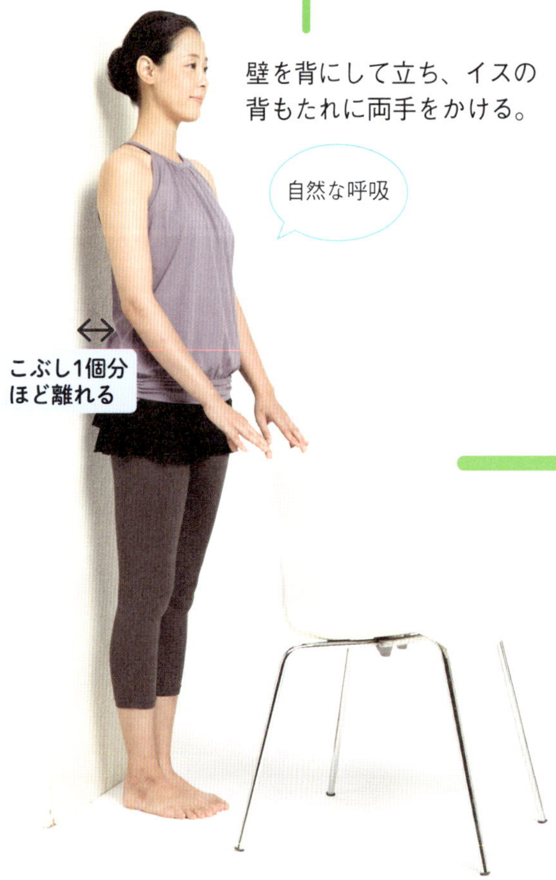
自然な呼吸
こぶし1個分
ほど離れる

2

左足にしっかり体重をかけ、体を安定させたら、軽く息を吸い、吐きながら右のかかとをゆっくり浮かせる。

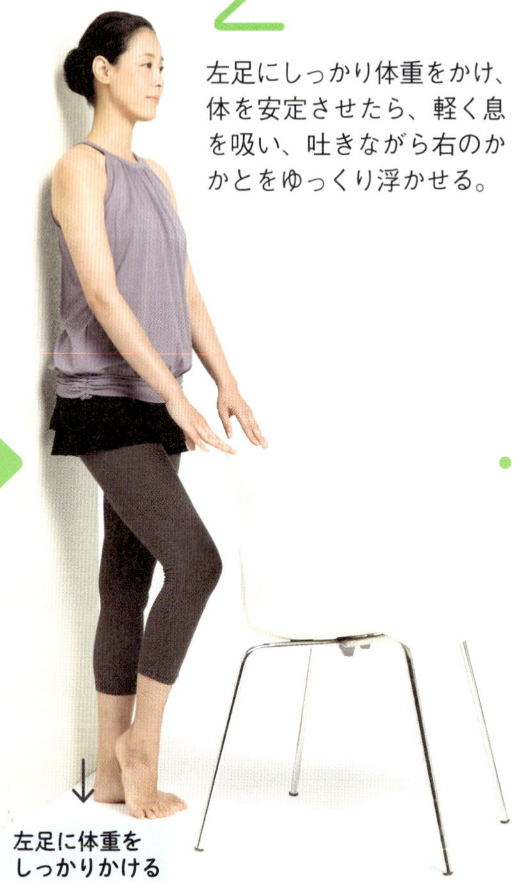
左足に体重を
しっかりかける

ふらつく人は…

姿勢をまっすぐに
するのがポイント！

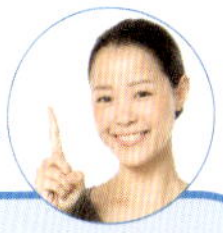

イスの横に立って挑戦！

ふらついて不安な人は、壁の前に立ち、イスを横に置いてつかまりながら行ってみてください。
まっすぐな姿勢を意識すると重心が安定し、片足立ちになってもふらつきにくくなります。

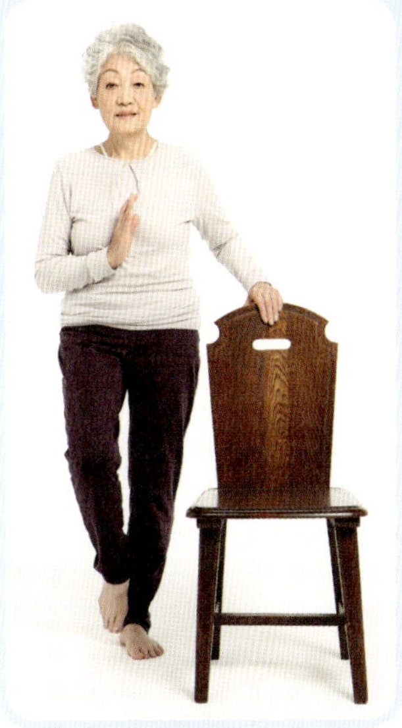

余裕のある人は 3

息をゆっくり吐きながら、右足を床から上げ、片足立ちになる。左手を胸の前に持ってきて姿勢を保ちながら、「吸う⇔吐く」を５回繰り返す。

吸う ⟷ 吐く
を5回

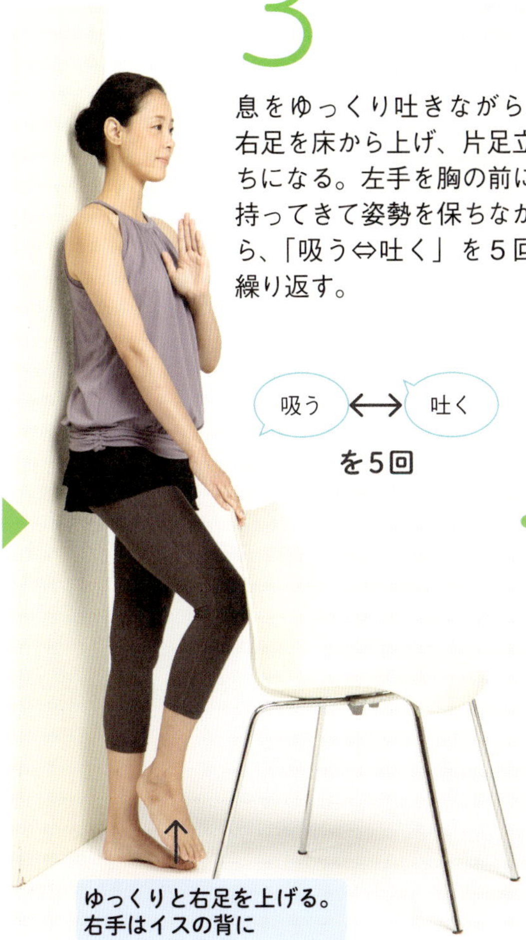

ゆっくりと右足を上げる。
右手はイスの背に
つかまったまま

さらに余裕がある人は 4

体が安定したら、右手をイスから離して合掌。姿勢を保って、「吸う⇔吐く」を５回繰り返す。

ふらつく人は無理せず２、３までで OK。
終わったら足をかえ、反対側も同様に。

吸う ⟷ 吐く
を5回

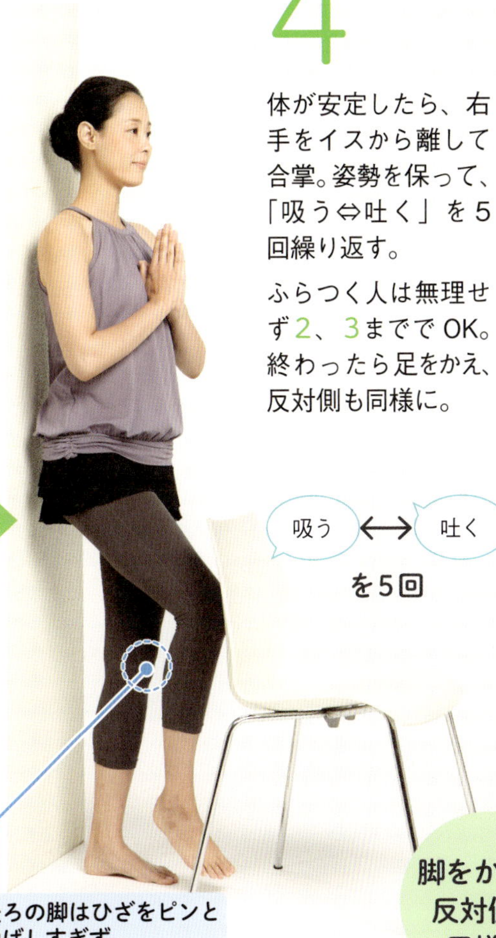

後ろの脚はひざをピンと
伸ばしすぎず
軽くゆるめる感じで

脚をかえて
反対側も
同様に

転倒予防

ふくらはぎの筋肉を強化

ヤシの木のポーズ

難易度	★★★★★ 難しい

ふくらはぎの筋肉は歩行のために重要な筋肉。かかとを上げ、地面を蹴り出すときに使われます。
つま先立ちになるこのポーズは、ふくらはぎの筋肉を鍛えるのに有効。筋力が低下し、体が不安定な人は、壁とイスの間に立って行うとよいでしょう。
おなかに意識を集中させると、バランスが安定してふらつきにくくなります。

効果

ふくらはぎの筋肉を強化。腹筋や背筋など体幹の筋肉や、バランス感覚のトレーニングに。

改善・予防

歩行時のふらつき・転倒／肩こり／腰痛／脚のむくみ／血行不良

1 壁とイスの背もたれの間に立ち、壁からこぶし1個分離れる。足は肩幅に開き、つま先を少し開く。背もたれに両手をかけ、姿勢を正す。

2 両手を背もたれから離して斜め下に伸ばす。ここで息を吐いて。

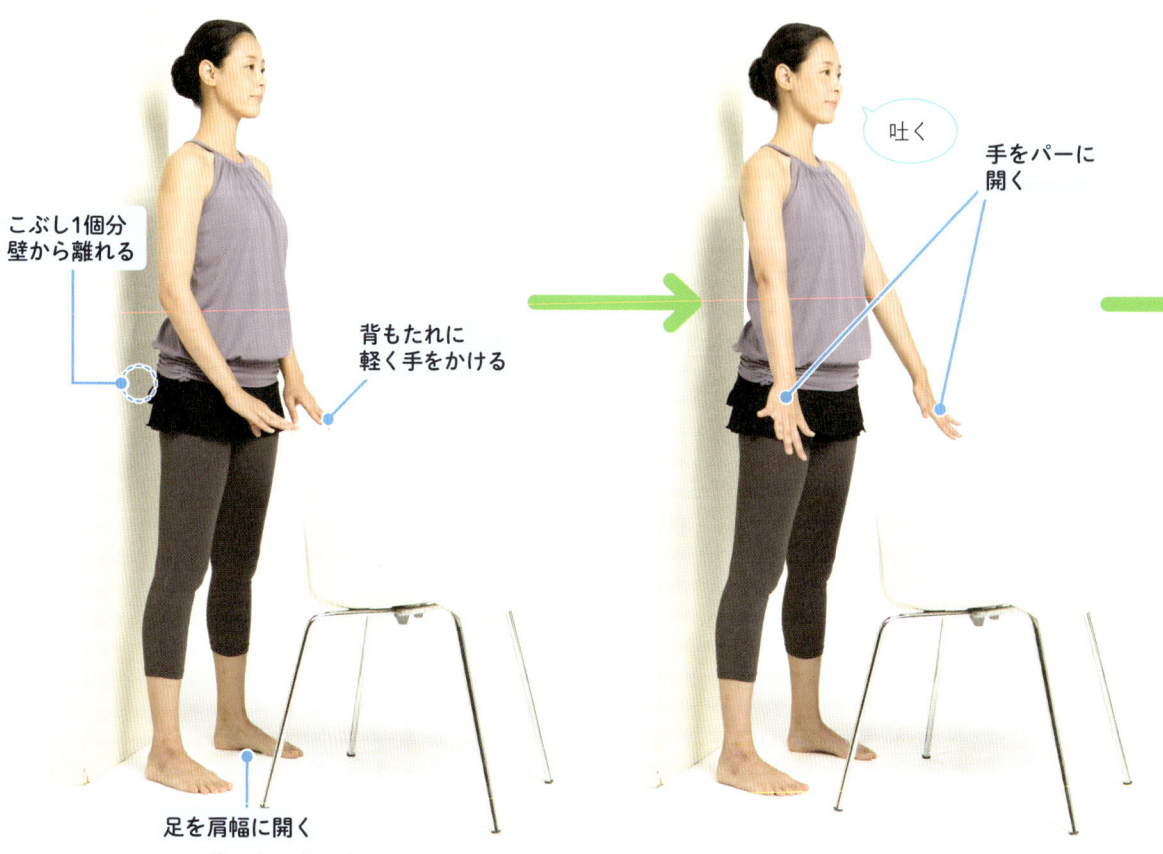

こぶし1個分
壁から離れる
背もたれに
軽く手をかける
足を肩幅に開く

※ひざが痛い人は楽な方向につま先を向けて。

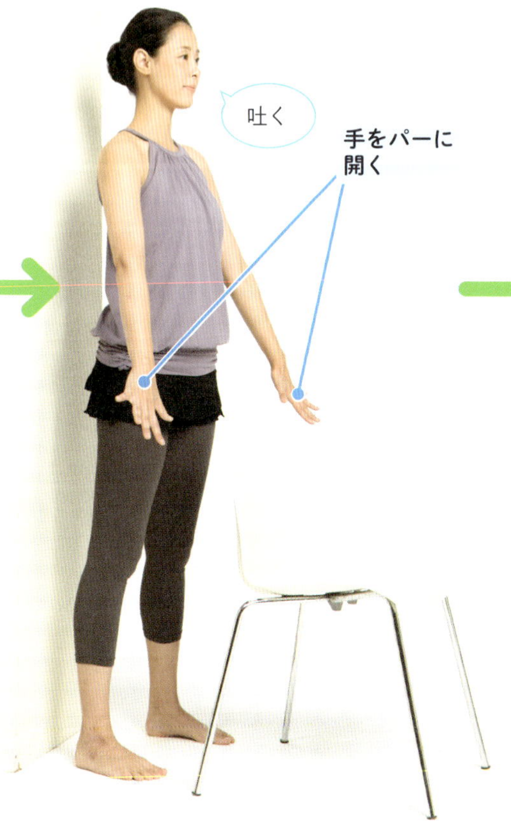

吐く
手をパーに
開く

ふらつく人は…

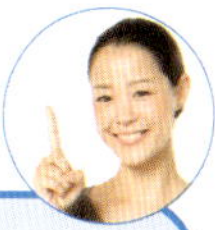
まっすぐ伸びる
ことが大事！

壁に背中をつけて

ふらつきやすい人は、壁に背中をつけて行いましょう。壁を支えにしてまっすぐ体を伸ばすと、バランスが安定します。

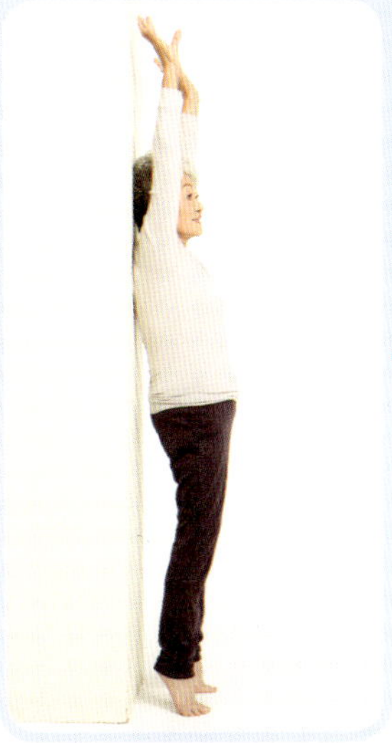

3

息を吸いながらかかとを床から上げ、動きに合わせて腕をまっすぐ上に上げていく。「吸う」「かかとを上げる」「腕を上げる」を同じペースで。

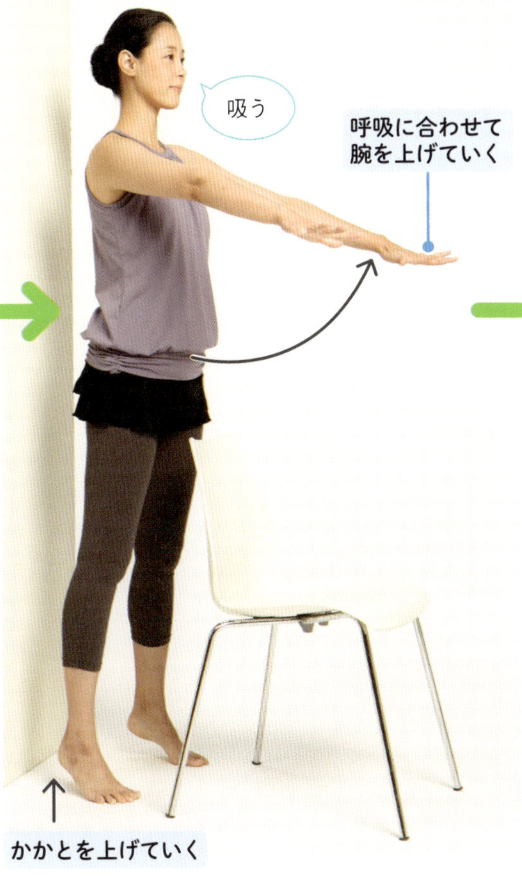
吸う
呼吸に合わせて
腕を上げていく
かかとを上げていく

4

かかとをしっかり上げ、手はパーのままバンザイし、全身を天に向かって伸ばす。この状態で、「吸う⇔吐く」を3～5回繰り返す。

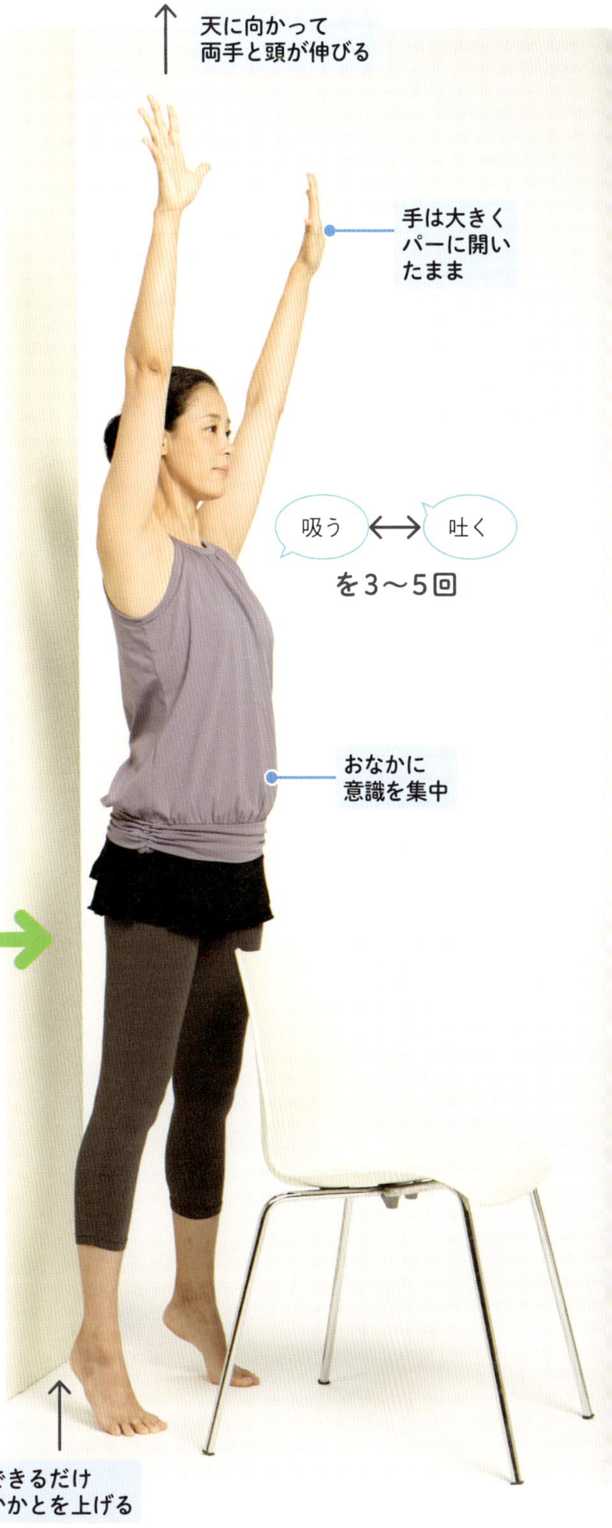
天に向かって
両手と頭が伸びる
手は大きく
パーに開い
たまま
吸う
吐く
を3～5回
おなかに
意識を集中
できるだけ
かかとを上げる

むくみ・冷え

脚のむくみや冷えは、血行不良、運動不足などが原因。座っている時間が長いと、こうした原因が重なり、多くの人がむくみや冷えを訴えています。ここで紹介する脚の血流を促すヨガは、P64〜65で紹介する脚のマッサージとあわせて行ってください。室内でできるので、散歩に出かけられない雨の日、寒い日などにもおすすめです。

脚のポンプ機能を促す

すねとふくらはぎの運動

難易度	★ やさしい

ふくらはぎは「第二の心臓」と呼ばれ、重力に逆らって血液を心臓に送るのに重要な役割を果たします。ふくらはぎの筋力低下は、脚のむくみ・冷えの大きな原因のひとつ。足首を柔軟に動かすことで、ポンプ機能を助けてあげましょう。イスに座ったままできるので、長時間座るようなときに、こまめに行ってください。

効果

ふくらはぎ、すねの筋肉を鍛えて、血液とリンパの流れを促進。足首を柔軟にします。

改善・予防

脚のむくみ・冷え／歩行時のふらつき・つまずき

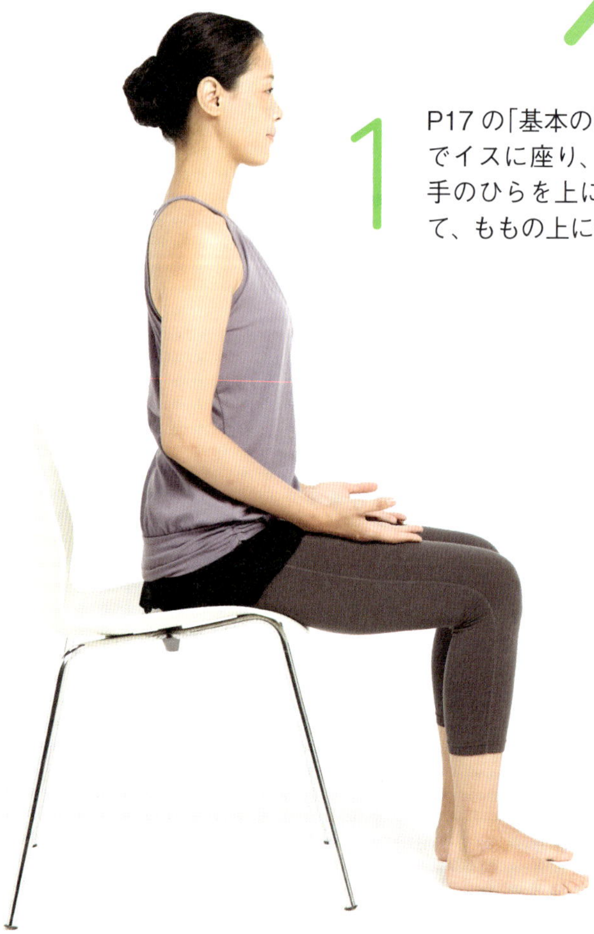

1 P17の「基本の姿勢」でイスに座り、手は手のひらを上に向けて、ももの上に置く。

2

姿勢を正したまま、足を手前に引き寄せる。

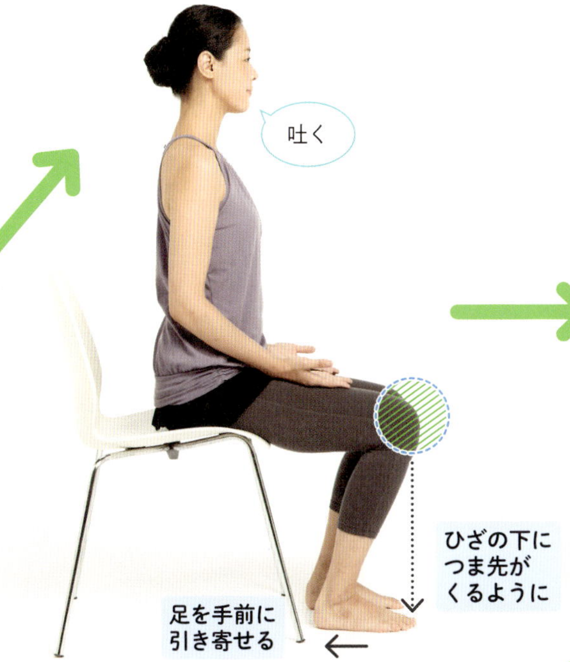
吐く
ひざの下につま先がくるように
足を手前に引き寄せる

3

つま先を床につけた状態で、息を吸いながらゆっくりかかとを上げ、息を吐きながらゆっくりかかとを下ろす。「吸いながら上げる⇔吐きながら下ろす」を３～５回繰り返す。

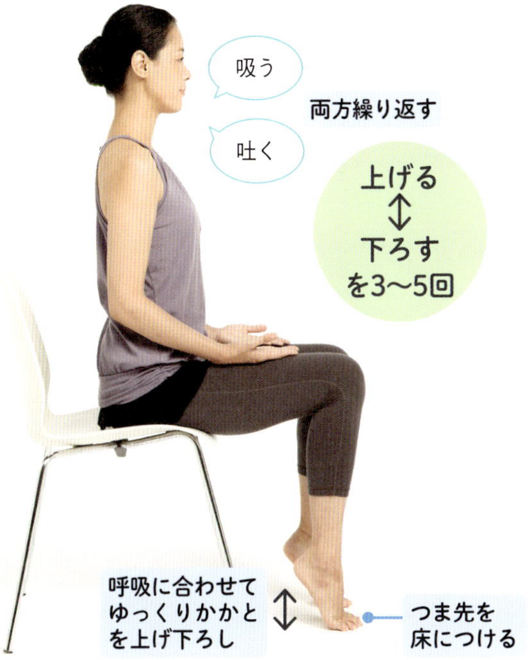
吸う
吐く
両方繰り返す
上げる
↕
下ろす
を3～5回
呼吸に合わせてゆっくりかかとを上げ下ろし
つま先を床につける

4

次に、姿勢を正したまま足を前に出す。

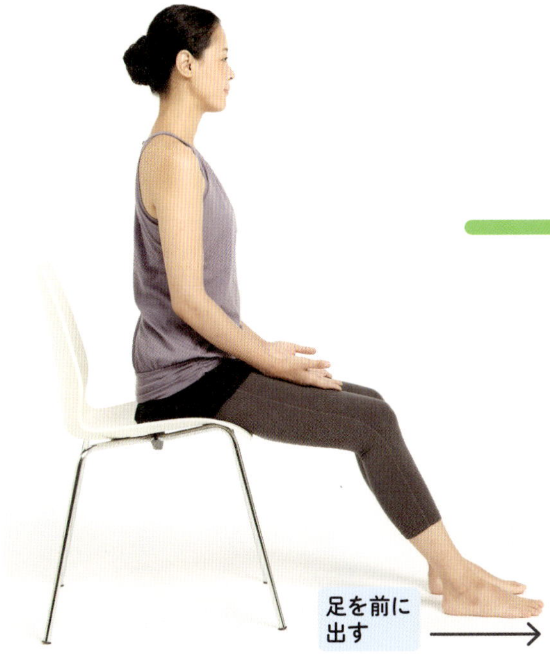
足を前に出す

5

かかとを床につけた状態で、息を吸いながらゆっくりつま先を上げ、息を吐きながらゆっくりつま先を下ろす。「吸いながら上げる⇔吐きながら下ろす」を３～５回繰り返す。

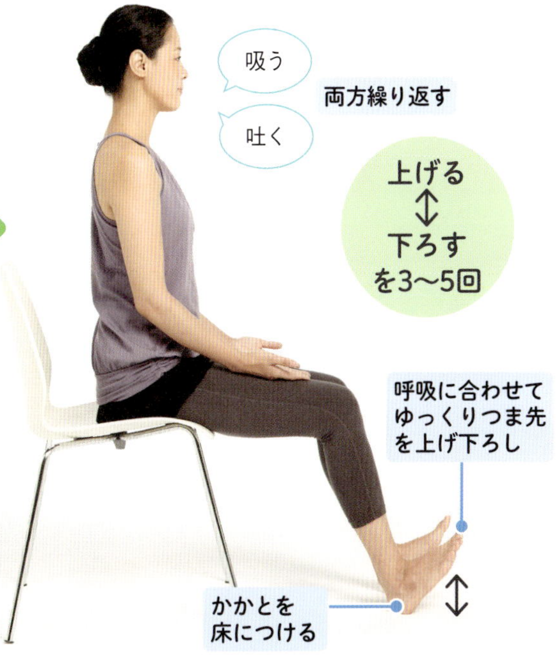
吸う
吐く
両方繰り返す
上げる
↕
下ろす
を3～5回
呼吸に合わせてゆっくりつま先を上げ下ろし
かかとを床につける

むくみ・冷え

下半身の血流を促す

壁に脚をかけるポーズ

難易度	★★ やや、やさしい

血液やリンパ液は、重力に従い、体の下のほうに滞りやすくなります。脚を持ち上げるこのポーズには、血流を心臓へと戻し、体にたまりがちな老廃物の排出をスムーズにしてくれる効果が。
脚がむくむ、だるくなる、疲れやすいといった症状がすっきり解消します。リラックス効果もあるので、ぜひ、一日の終わりに行ってください。

効果

重力の影響で下半身に停滞しがちな血流を促し、疲れの原因である老廃物の排出を助けます。

改善・予防

むくみ・冷え／脚の疲れ／不安感・イライラ／不眠

1 壁の横に、ひざを曲げて座り、体の左側を壁につける。

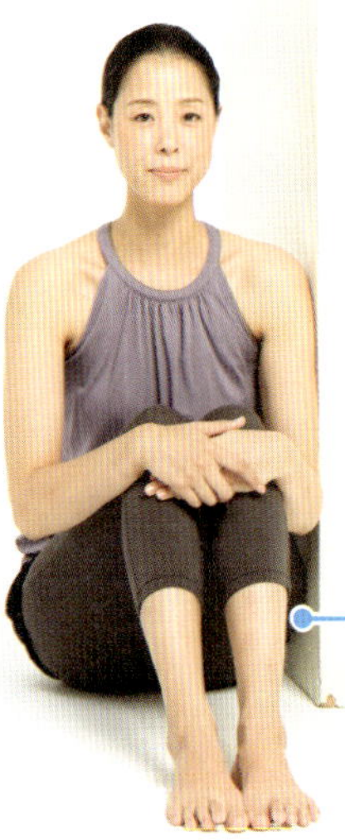
お尻を
できるだけ
壁につける

2 お尻をつけた状態で、ひざを曲げたまま床にゆっくり横になる。

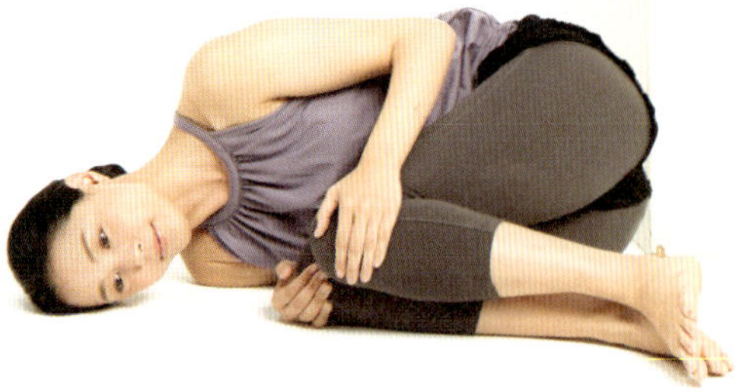

つらい人は…

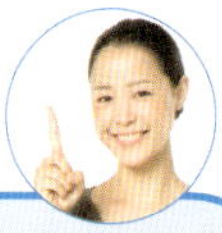
リラックスできる
高さで行って！

壁から離れてOK

お尻を壁から少し離して行います。ひざが曲がらないように気をつけましょう。
仰向けになると首がつらい人は、枕や折りたたんだタオルを下に置いて行ってください。

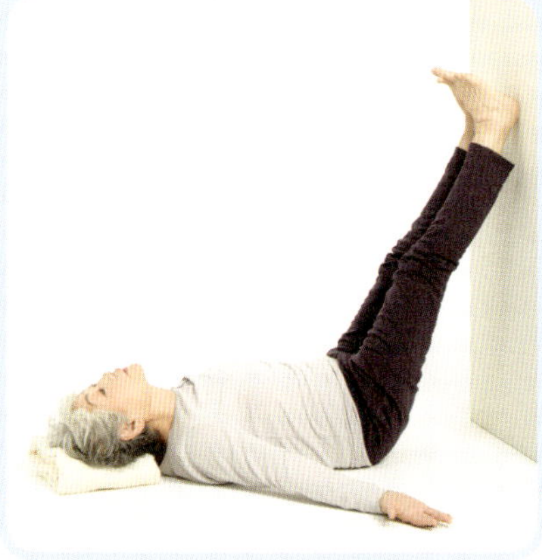

3 仰向けになり、脚を上げる。ひざを伸ばし、足首を90度に曲げたら、上半身はリラックス。目を閉じ3～5分、深い呼吸を繰り返す。

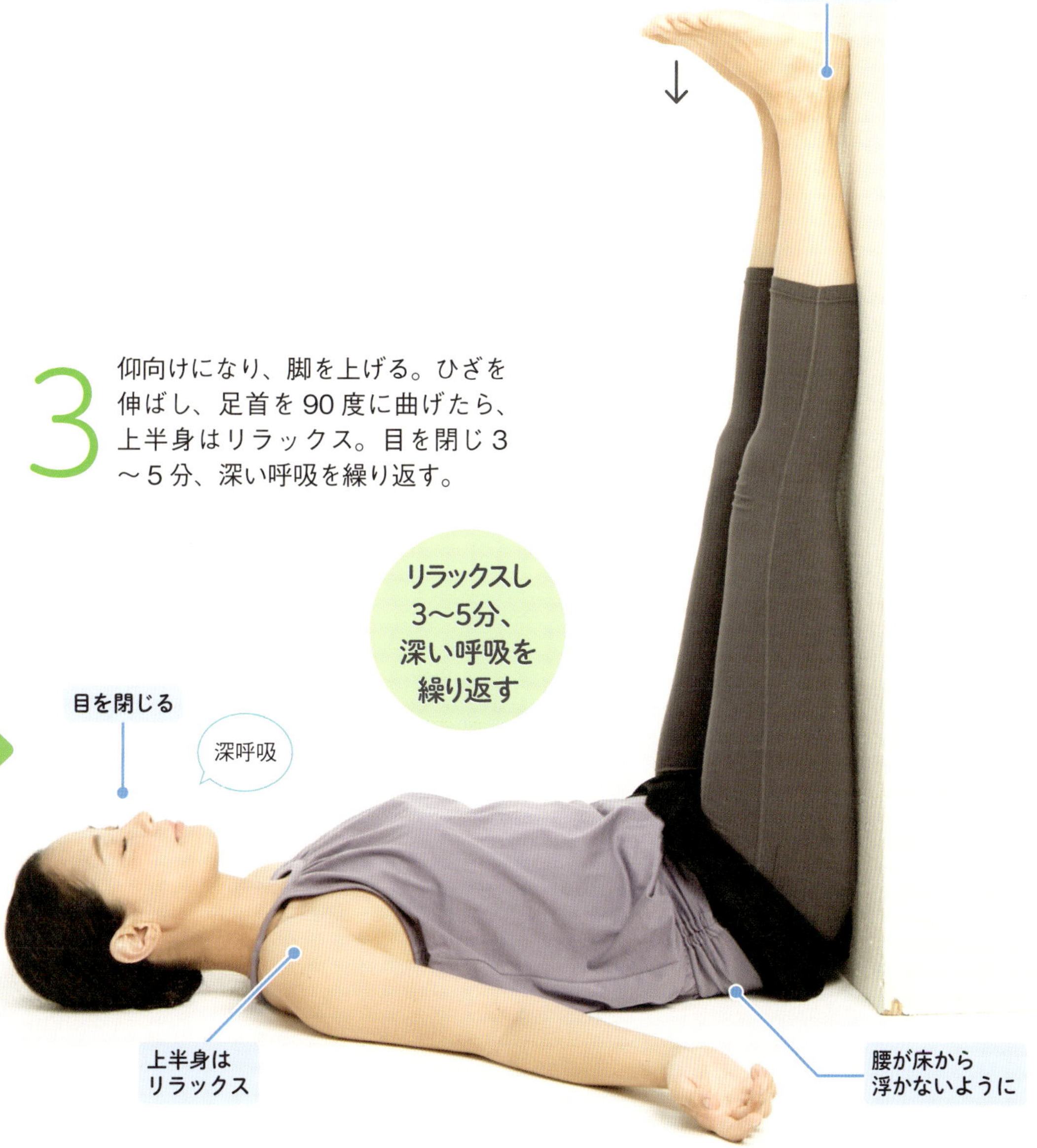
足首は曲げる
リラックスし
3～5分、
深い呼吸を
繰り返す
目を閉じる
深呼吸
上半身は
リラックス
腰が床から
浮かないように

むくみ
・
冷え

脚のマッサージ

脚は建物の基礎のような存在。基礎がぐらつけば建物全体が不安定になります。とても重要なものなのに、あまり大事にされていないと思いませんか？
そこでおすすめしたいのが脚のマッサージです。
指を開いたり、すねをさすったりするだけで、つらかった冷えが解消。「手で触れる」ことによって、心もゆったりほぐれます。
血流も促されるため、さまざまな不調の予防に！

難易度	★ やさしい

効果

足の末端に滞りがちな血流を促すと同時に、皮膚を丈夫にします。

改善・予防

脚のむくみ・冷え・血行不良／新陳代謝の乱れ／しもやけ／乾燥などの皮膚トラブル／不安感・イライラ

1

イスに座り、片脚ずつ、足先からマッサージする。まず足指を動かす。

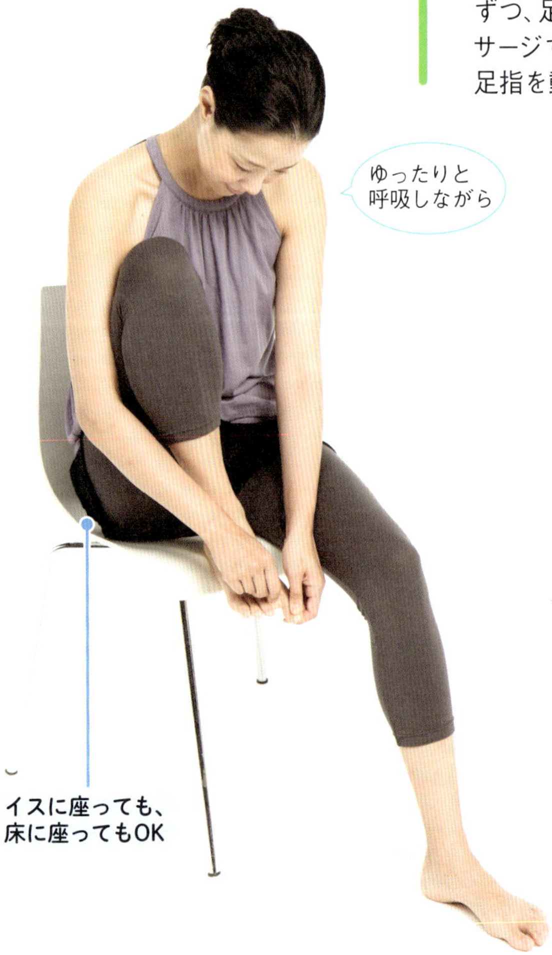
ゆったりと
呼吸しながら
イスに座っても、
床に座ってもOK

足の親指と人差し指を持って前後に開く。

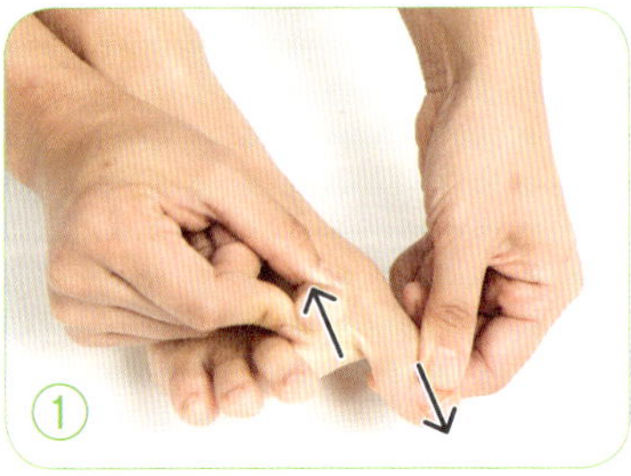
①

反対側に開く。①と②を交互に5～10回繰り返す。

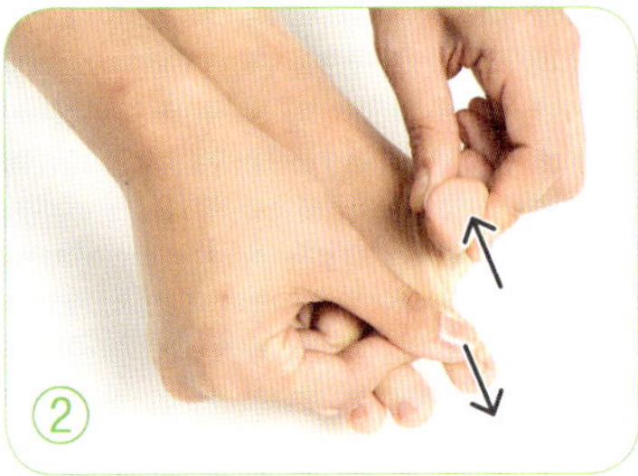
②

最後に1回横に開く。この一連の動作を、5本の指それぞれで行う。

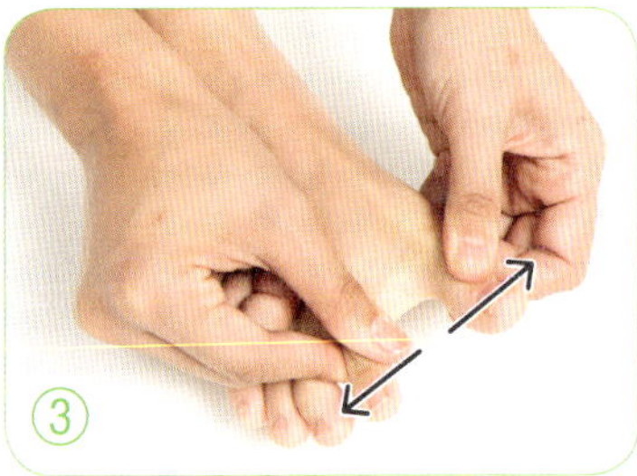
③

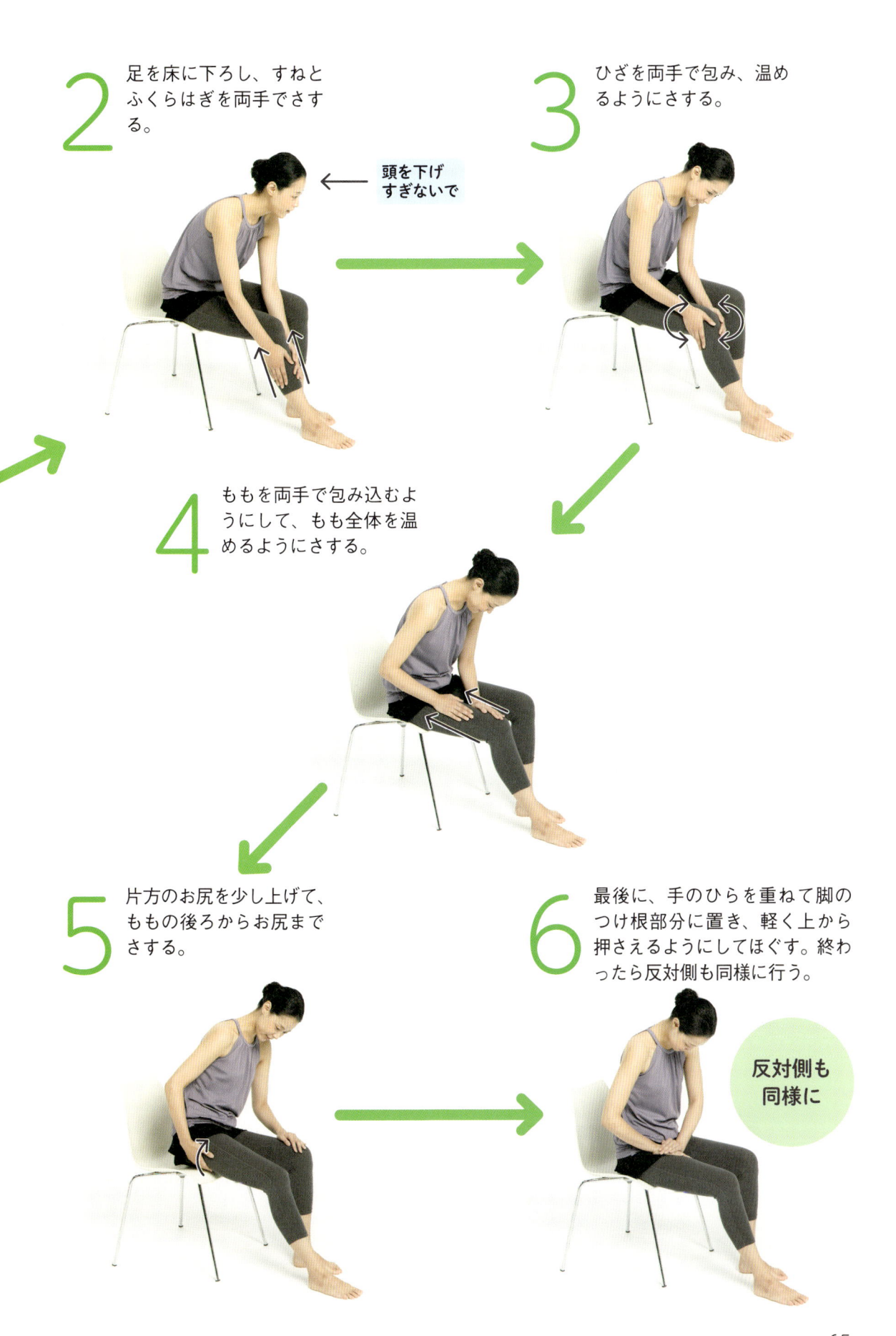

2 足を床に下ろし、すねとふくらはぎを両手でさする。

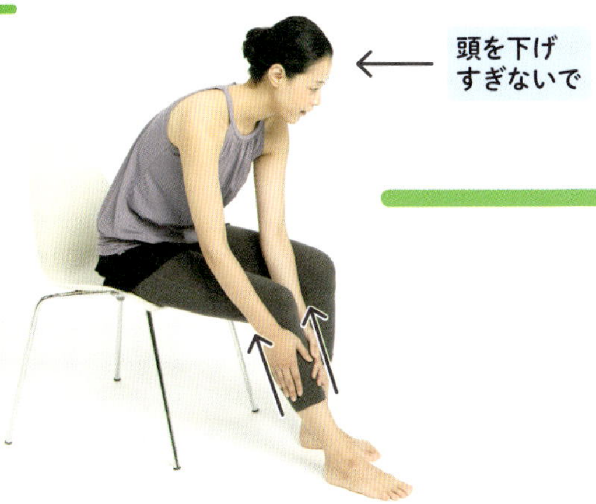

3 ひざを両手で包み、温めるようにさする。

4 ももを両手で包み込むようにして、もも全体を温めるようにさする。

5 片方のお尻を少し上げて、ももの後ろからお尻までさする。

6 最後に、手のひらを重ねて脚のつけ根部分に置き、軽く上から押さえるようにしてほぐす。終わったら反対側も同様に行う。

不眠

**不眠の原因は、
日中の活動量の減少、
夜も明るい環境で
生活をするなど。
昼夜のメリハリが
なくなり、自律神経の
バランスが乱れると、
質の高い睡眠が
得られなくなります。
リラックス効果のある
ヨガを寝る前に行えば、
自然とぐっすり
眠れるようになります。
長時間の昼寝をしない、
寝る前30分は
テレビをつけないで
照明をやや落として
過ごすなど、
生活習慣の見直しも
行ってください。**

腰の緊張を取る

仰向けのねじりのポーズ

難易度	★★★ ふつう

心地よい睡眠を得るには、全身がリラックスしていることが重要。腰痛のある人は、布団に寝ても腰の緊張が取れず、なかなか眠りにつけないことが多いようです。腰をねじるポーズで、腰の緊張を取り除き、背骨のバランスを整えましょう。
目を閉じ、深い呼吸をしながら行うことで、気持ちも安定します。

効果

立ったり座ったりしてたまった腰の筋肉の緊張をゆるめ、全身の疲れを取り除きます。

改善・予防

不眠／全身の疲れ／腰痛／腰まわりの血行不良／背骨のゆがみ

※腰痛のひどい人は、無理にやらないでください。

1 仰向けに寝て両足をそろえ、両腕は軽く開いて床に下ろす。

手のひらを
上に向ける
両足をそろえる
力を抜いて
リラックス

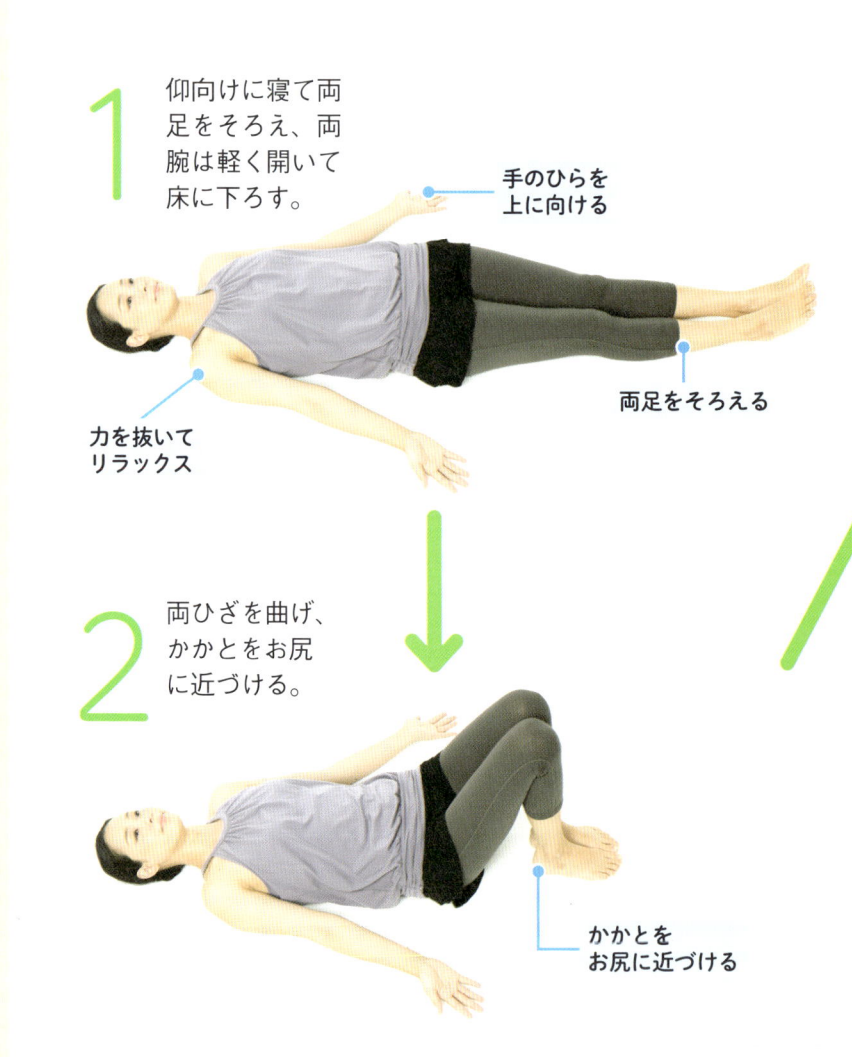

2 両ひざを曲げ、かかとをお尻に近づける。

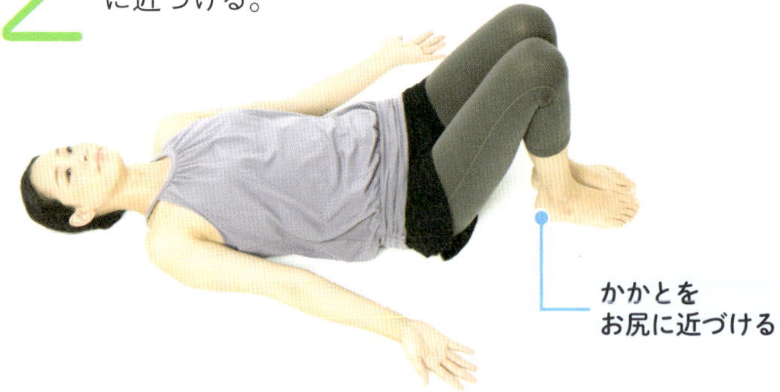
かかとを
お尻に近づける

3

両ひざをゆっくり左側に倒し、腰をじんわり伸ばす。一気に倒すのではなく、ゆっくり倒して。

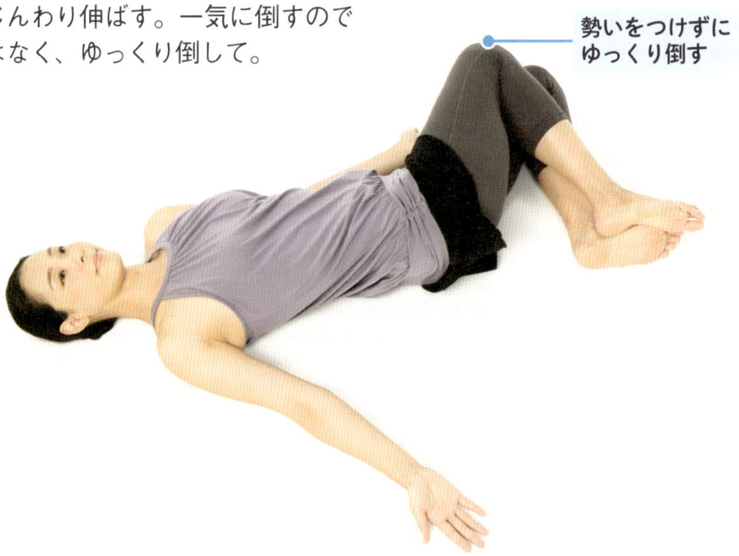
勢いをつけずに
ゆっくり倒す

4

顔を右（倒した脚と反対側）に向け、腰から背中をじっくり伸ばす。気持ちよく伸びたところで止め、目を閉じて「吸う⇔吐く」を５～10回繰り返す。終わったら反対側も同様に行う。

吸う ⟷ 吐く
を5～10回

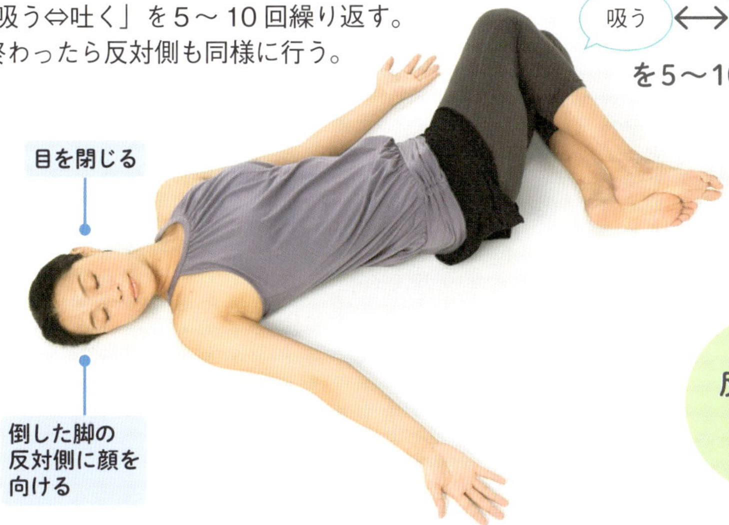
目を閉じる
倒した脚の
反対側に顔を
向ける

反対側も同様に

つらい人は…

腰痛のひどいときは
無理してやらないでください

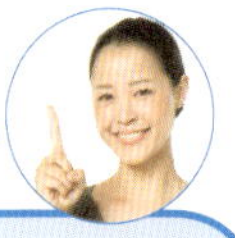

ひざの下にクッションを

たくさん倒せない人は、倒したひざの下にクッションか座布団を置いてください。

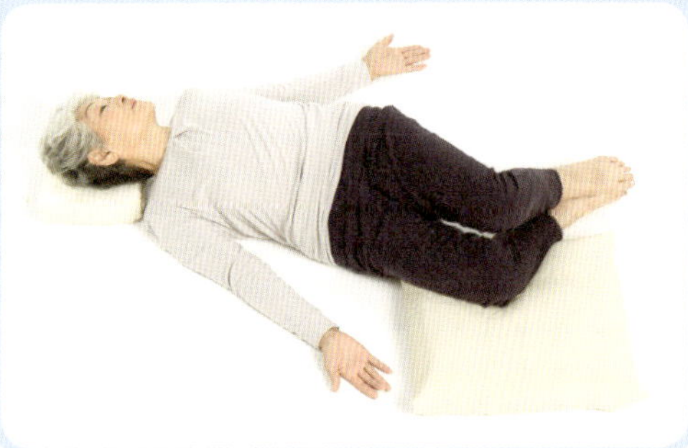

不眠

精神を安定させる

ガス抜きのポーズ

難易度 ★ やさしい

股関節まわりの血行を促し、下半身のむくみや疲れを解消するポーズです。
ももでおなかを圧迫しながら、深い呼吸によっておなかを適度に刺激するので、消化機能や排泄機能を活性化する効果も期待できます。
おなかがはったり、お通じが悪い人にもおすすめです。

効果

股関節まわりの滞りを解消すると同時に、おなかを刺激して消化・排泄機能を助けます。

改善・予防

不眠／下半身のむくみ・疲れ／便秘／消化機能の低下／不安感・イライラ

1 手のひらを上に向け、仰向けに寝る。

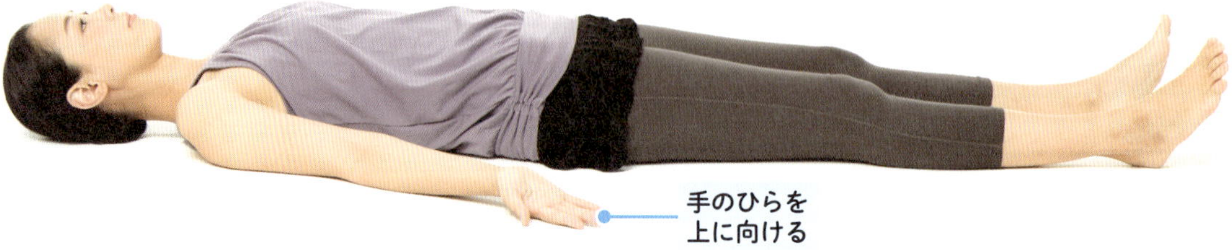

2 右脚を上げてひざを曲げ、ひざの下に両手をかける。

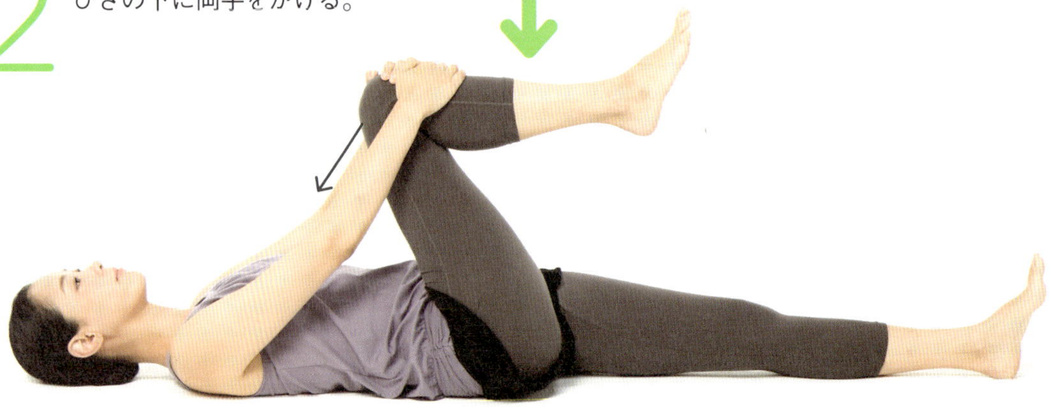

つらい人は…

しっかり脚を
抱えてください！

ももの裏側を持つ

ももの後ろに手をかけると、ももを引き寄せやすくなります。無理なく、できるところまででOKです。

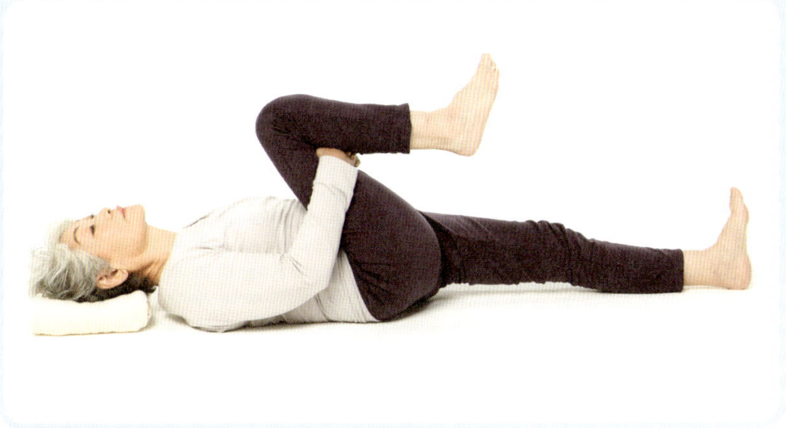

3 息を吐きながら両手で脚を引き寄せ、ももを下腹部に密着させる。この状態で目を閉じ、「吸う⇔吐く」を５～10回繰り返す。終わったら脚をかえ、反対側も同様に行う。

吸う ⟷ 吐く
を5～10回

脚をかえて反対側も同様に

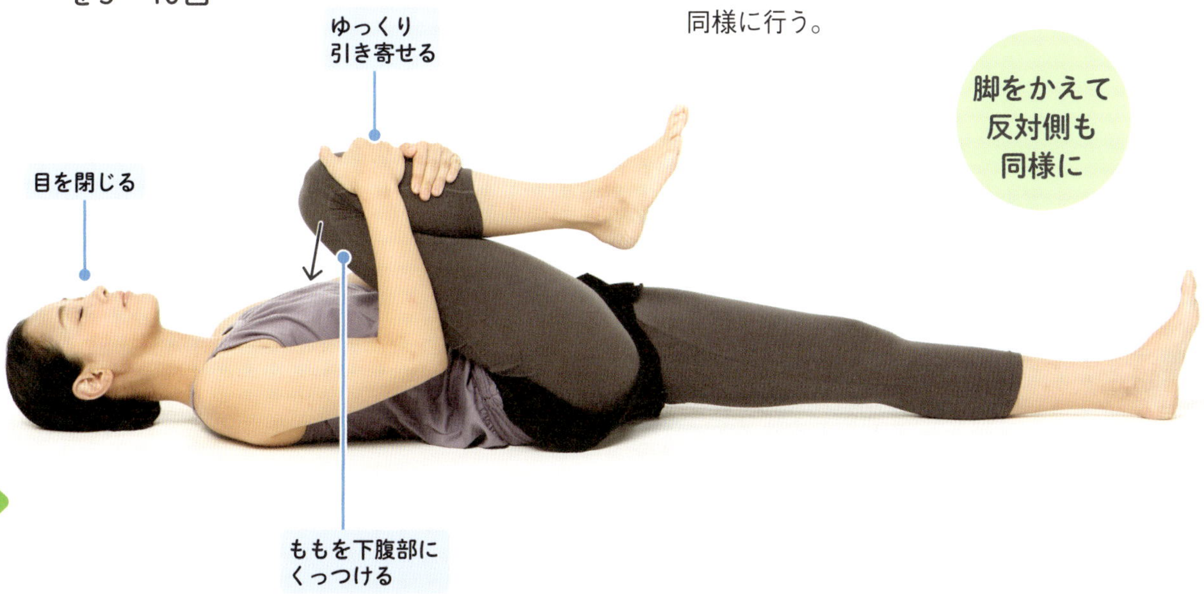
ゆっくり
引き寄せる
目を閉じる
ももを下腹部に
くっつける

不眠

股関節をゆるめる

仰向けの合蹠《がっせき》のポーズ

難易度	★★★ ふつう

「合蹠」とは、足裏をぴったり合わせて座るポーズのこと。これを仰向けで行います。
股関節を柔軟にすることができ、骨盤から下の血流が改善。ゆったりとした呼吸を組み合わせることで、深いリラックス効果が得られます。
眠れないときに布団の上で行うと、悩みやストレスを手放すことができ、深い眠りに誘われるでしょう。

効果

心身の緊張を取り、骨盤内の血流を促します。硬くなった股関節が柔軟に。

改善・予防

不眠／下半身の疲れ・むくみ・冷え／ストレス／呼吸が浅い／腰痛

1

仰向けに寝たら両腕を少し開き、手のひらを上に向けてリラックスする。

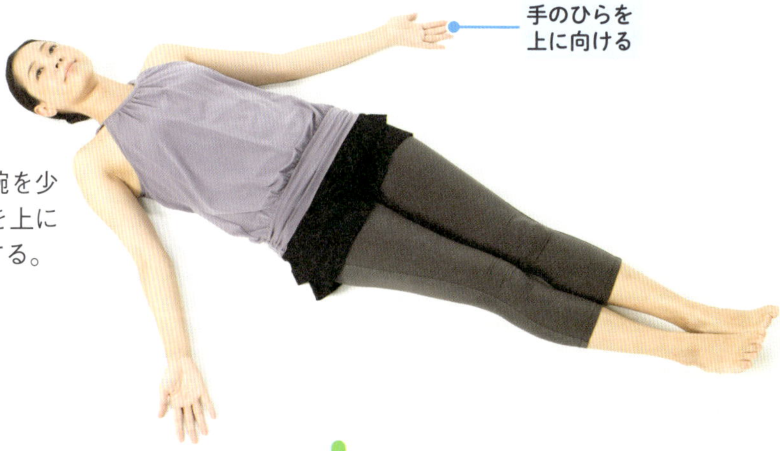
手のひらを
上に向ける

2

両足をそろえて両ひざを深く曲げ、かかとをお尻にできるだけ近づける。

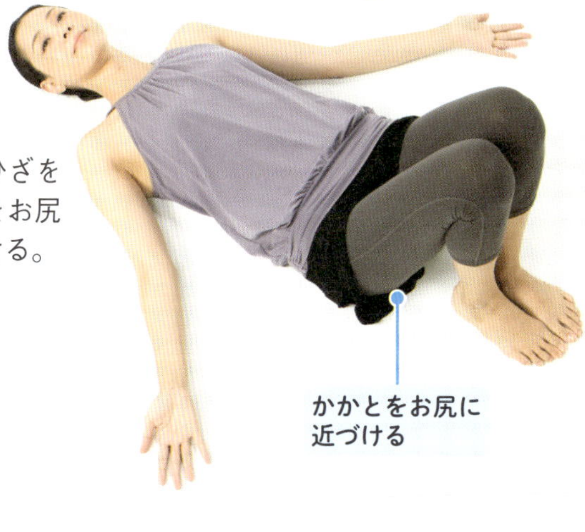
かかとをお尻に
近づける

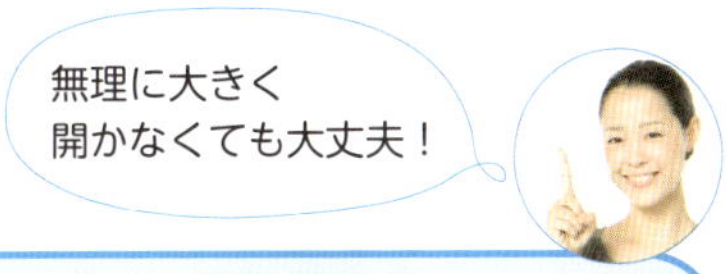
無理に大きく
開かなくても大丈夫！

つらい人は…

ひざの下にクッションを

股関節の硬い人は、両ひざの下にクッションか、二つ折りにした座布団を置くと楽です。

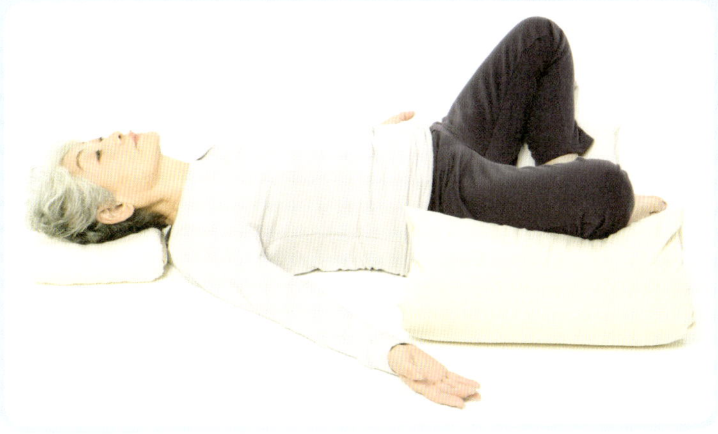

3

足の裏をぴったり合わせ、ひざを左右に開く。反動をつけずにゆっくり開き、股関節を気持ちよく伸ばして。目を閉じて、「吸う⇔吐く」を5～10回繰り返す。

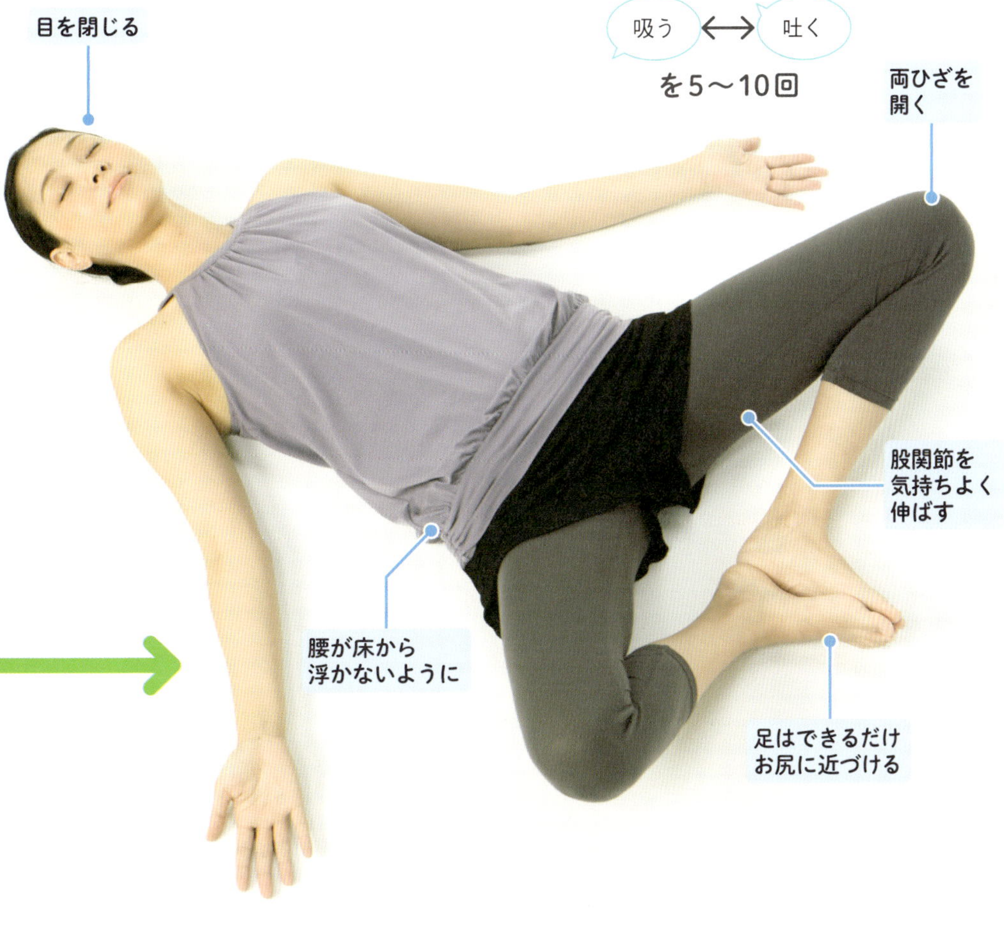
目を閉じる
吸う
吐く
を5～10回
両ひざを
開く
股関節を
気持ちよく
伸ばす
腰が床から
浮かないように
足はできるだけ
お尻に近づける

シニアに多い誤嚥を防ぐ 顔ヨガ

表情筋を動かすことで脳も活性化します

シニアに多いトラブルのひとつに誤嚥があります。誤嚥の原因はさまざまですが、年齢を重ねると食べ物を嚙む力や飲み込む力が低下するため、誤嚥しやすくなります。それを防ぐために、日頃から顔まわりの筋肉をトレーニングするとよいでしょう。

顔ヨガは、顔の細かい筋肉（表情筋）を使うのが特徴。特に口まわりの筋肉を使う3つのポーズをご紹介します。誤嚥の予防はもちろん、表情が豊かになり脳の活性化にもつながるので、ぜひ日常生活に取り入れてください。

誤嚥予防には、P40～41でご紹介した「首回し」も有効です。

ムンクの叫びのポーズ

口のまわりにある筋肉を動かし、ストレッチします。

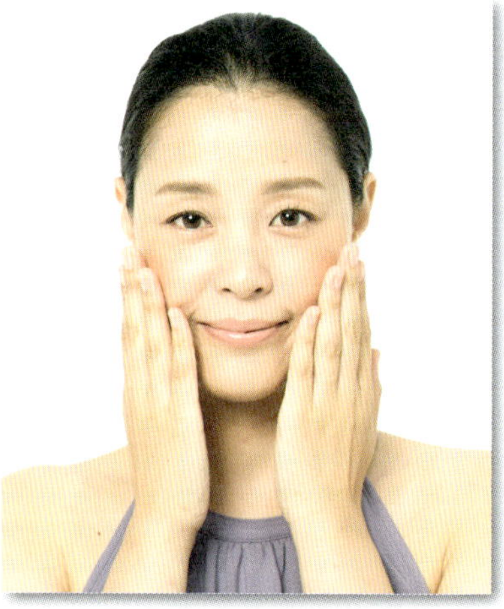

1

両手のひらを口の両脇にあてる。

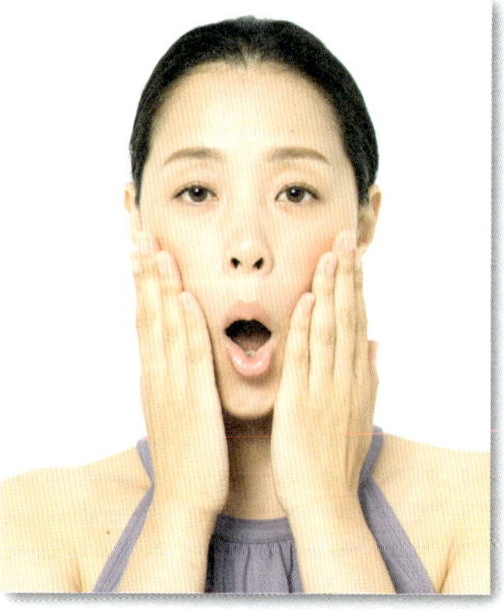

2

口を大きく縦に開ける。

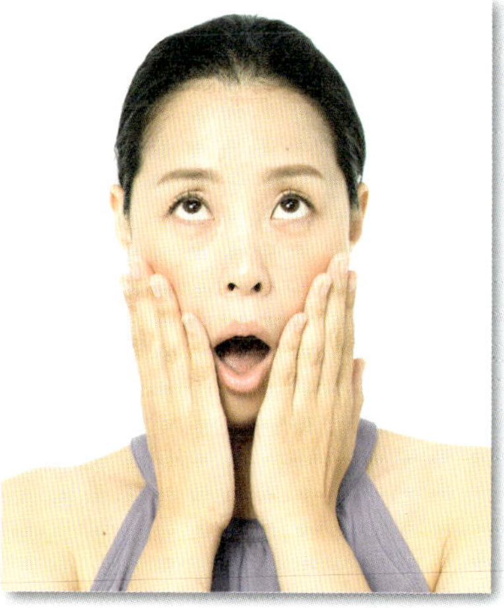

3

口を開けたまま視線を上に向け、ゆっくり鼻で3回呼吸をする。

梅干しのポーズ

顔全体の筋肉を収縮させたりゆるめたりして、表情筋をほぐします。

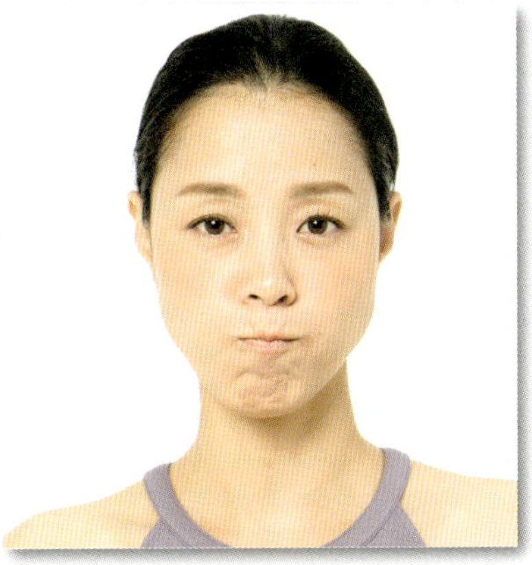

1 下唇を引き上げるようにして口をすぼめる（あごに梅干しのようなシワを寄せる）。

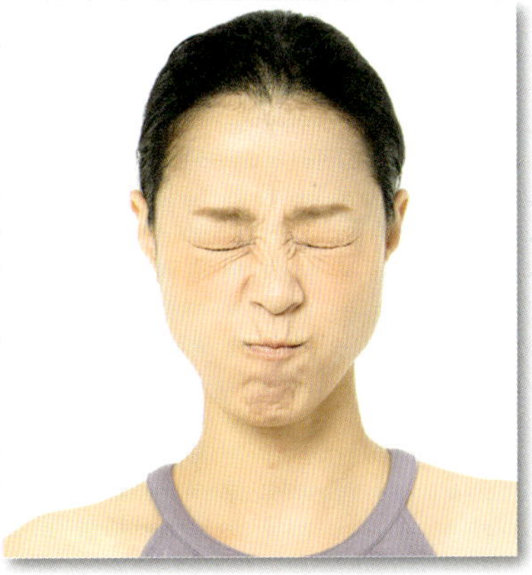

2 目をギューッと閉じ、顔のパーツを真ん中に集めるようにして力を入れる。ここで鼻で３回呼吸をする。

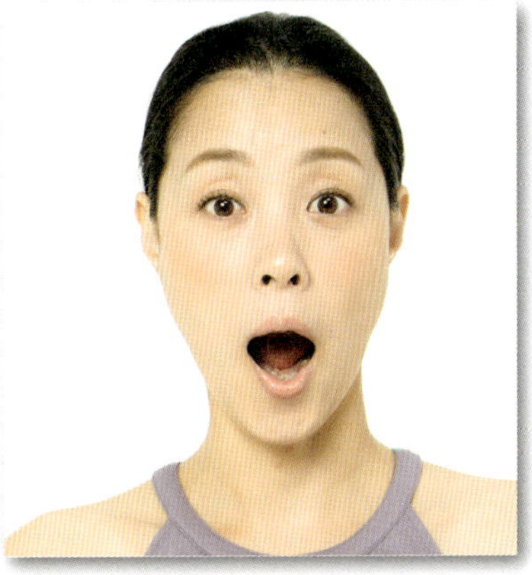

3 今度は、入れていた力を抜き、目、口をパーッと開けて鼻で３回呼吸をする。

笑顔のポーズ

口角を上げ、目を大きく開けることで、顔全体の筋肉を刺激します。

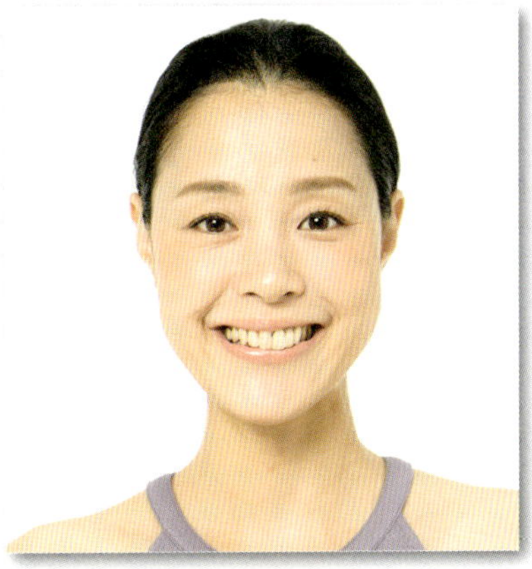

1 「イー」と言うイメージで、口角をできるだけ上げて微笑む。

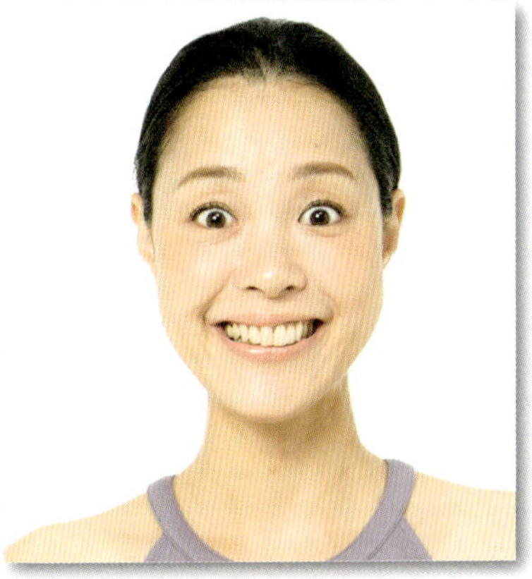

2 1の口のまま目をできるだけ大きく開ける。ここで鼻で３回呼吸をする。

認知症やうつの予防に リラックス呼吸

ゆっくりと呼吸をし 不安を取り除きましょう

認知症の多くは脳の一部が萎縮《いしゅく》して起こります。なぜ萎縮するかは、まだ明らかではありませんが、ストレスが関係しているともいわれています。「認知症になったらどうしよう」という不安から解放され、「どんな状況でも与えられた環境でいきいき過ごそう」という気持ちになることは、何にも勝る認知症予防になります。

認知症やうつの予防には、ゆったりリラックスできる呼吸法がおすすめ。深い呼吸をしながら精神を落ち着けることで、ストレスホルモンの過剰分泌が抑えられ、脳が活性化します。座って行うのがつらい方は、仰向けになって行うリラックス呼吸だけでもやってみてください。

呼吸を数える

呼吸に集中することでストレスから解放され、脳が活性化します。

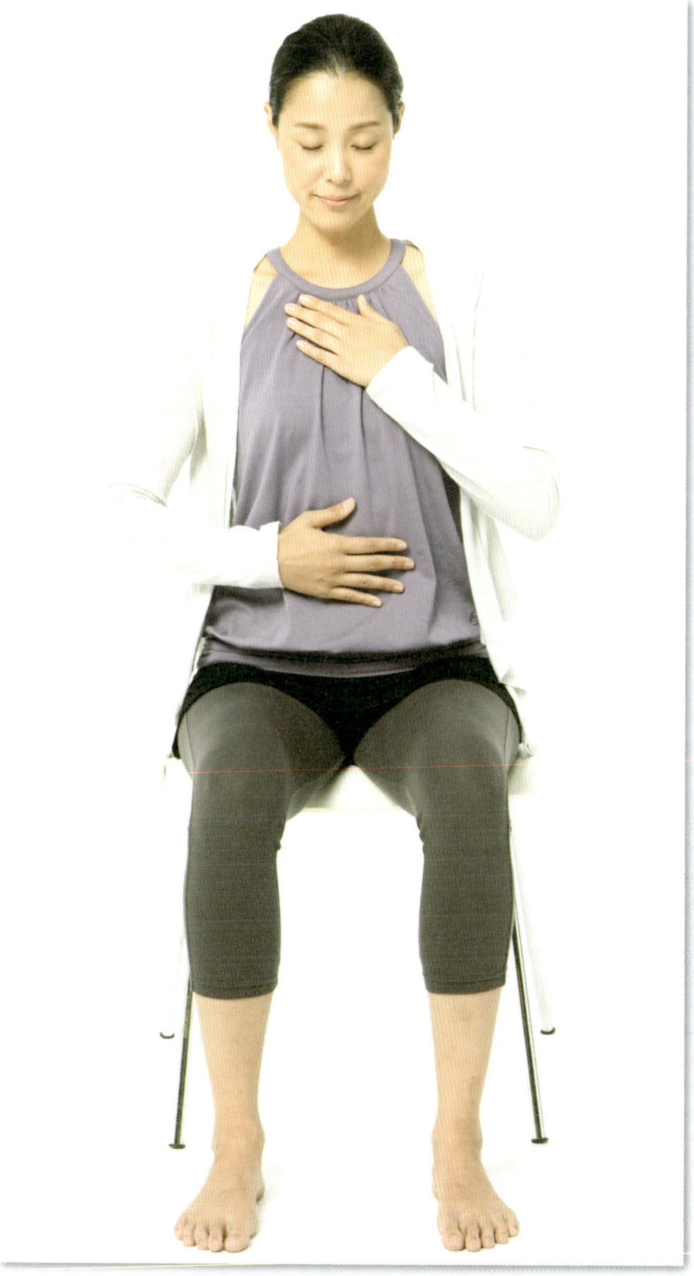

姿勢を正してイスに座り、おなかと胸に手をあてる。ゆっくり吸ってゆっくり吐く深呼吸を、1～3分繰り返す。「1……、2……」と吐く息を数えながら行い、意識を集中させて。

片鼻呼吸法

鼻の穴を指で押さえ、片鼻から吸って片鼻から吐く呼吸法。
脳を活性化させ、頭がすっきりします。

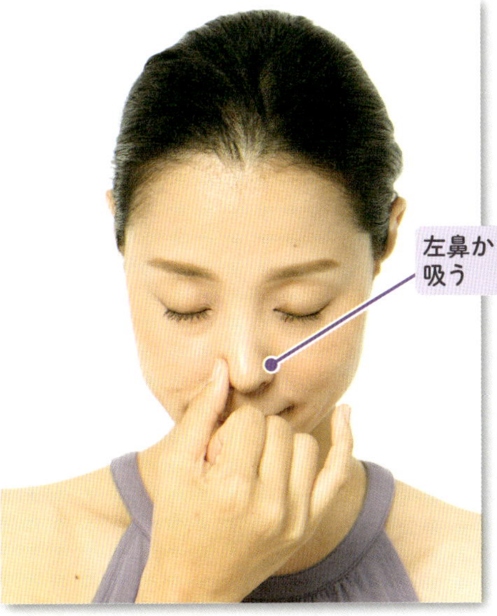
左鼻から
吸う

1 右手の親指で右鼻を押さえ、左鼻からゆっくり息を吸う。

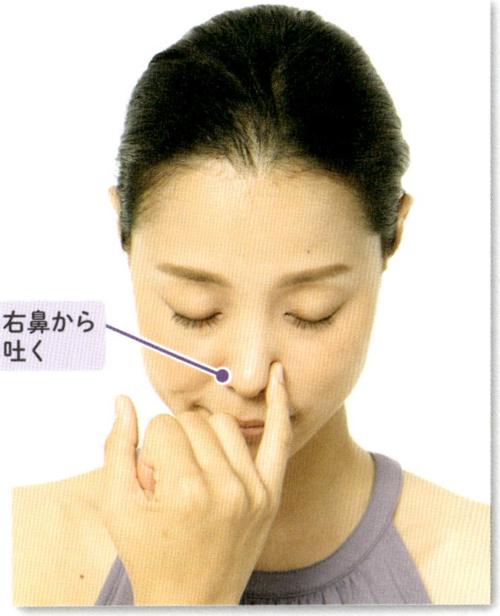
右鼻から
吐く

2 右手の小指で左鼻を押さえ、右手の親指を離して右鼻からゆっくり息を吐く。吐ききったら、そのまま右鼻から吸って再び親指で押さえ、左鼻の小指を離して左鼻から吐く。これを２～３分繰り返す。

仰向けのリラックス呼吸

寝ながらゆっくり呼吸をすることで、深いリラックス効果が得られます。呼吸に集中し、眠らないようにして行います。

仰向けになり、腕と足を軽く開いて床に伸ばす。全身の力を抜く。ゆったりとしたペースで５分以上呼吸を繰り返す。仰向けで首がつらい人は頭の下に枕を、腰がつらい人はひざの下に座布団を敷くなどして、つらくない姿勢で行って。

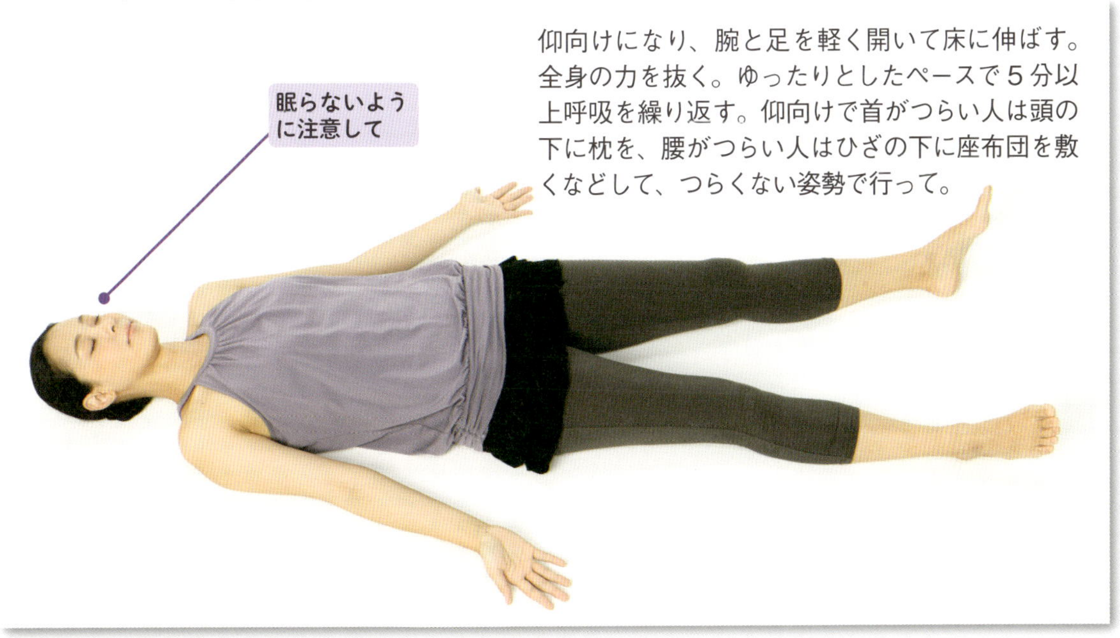
眠らないよう
に注意して

ヨガと一緒に生活改善を 積極的に動く

日常生活もできるだけ活動的に

今の生活は、暮らしが便利になった反面、筋肉を使う機会が減ってしまいました。すぐに車やエレベーターを使うクセがつくと、それだけ筋力が低下。老化が進んでしまいます。ヨガをやって体を動かすことが楽しくなってきたら、日常生活の中でもできるだけ動くことを心がけてください。

とはいっても、きつい筋トレをする必要はありません。日常生活でつい億劫《おっくう》になってしまっていることをこまめにやるだけでOK。もちろん、疲れているときは無理にする必要はありません。

毎日の積み重ねで筋力の低下を防ぐことができ、いくつになっても元気に歩ける体を維持できるのです！

こんな動作が筋トレになる！

●イスの立ち座り

イスに座ったり立ったりするだけでも、ももの筋肉がしっかり使われ、筋トレをするのと同じ効果が得られます。座りっぱなしにならず、こまめに動きましょう。

●階段の上り下り

家の中、駅、公園などでは、できる限り階段を利用しましょう。手すりに軽く手を添え、姿勢を正してゆっくり優雅に上り下りすれば、もも、ふくらはぎ、すねの筋肉が鍛えられます。

●家事

ほうきや雑巾《ぞうきん》で掃除をするだけでも、体全体の筋肉を使います。その他、畑や庭の手入れをすることなども効果的な全身運動ですよ。

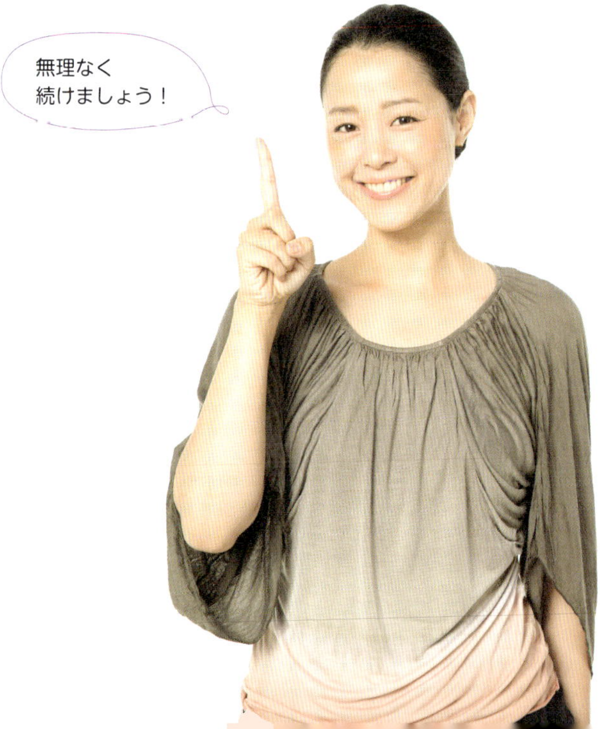

歩いた後はケアを！

たくさん歩いた日は、足の疲れをほぐすケアを行いましょう。

ゴルフボールマッサージ

長時間の歩行などで痛めやすい足の裏の筋肉をほぐす効果があります。必ずイスに座りながら行ってください。

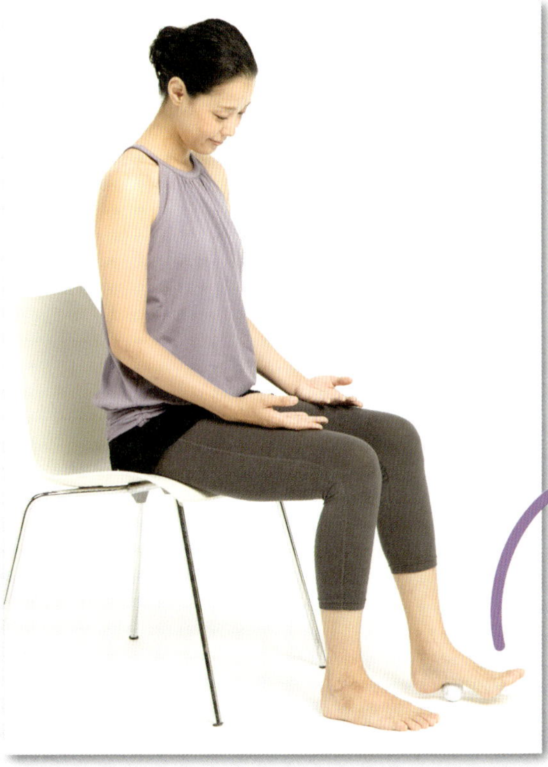

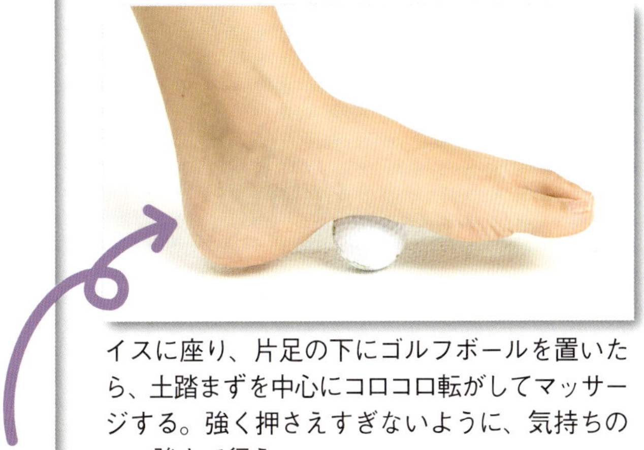

イスに座り、片足の下にゴルフボールを置いたら、土踏まずを中心にコロコロ転がしてマッサージする。強く押さえすぎないように、気持ちのいい強さで行う。

脚のマッサージ

運動後には、P64～65の「脚のマッサージ」を行うのもおすすめです。がんばった脚をいたわってあげてください。

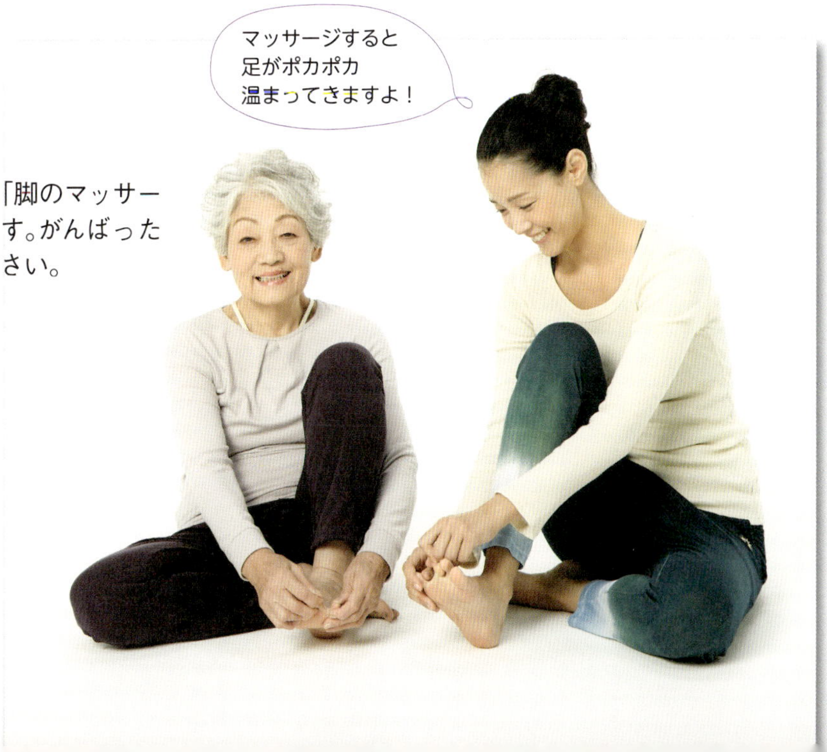
マッサージすると
足がポカポカ
温まってきますよ！

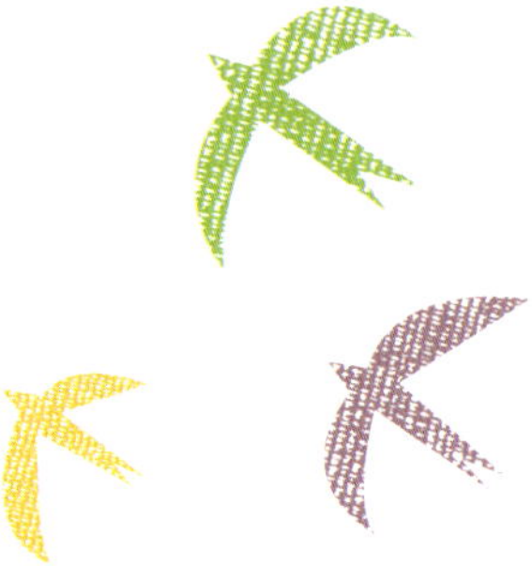

おわりに

自分のひいおばあちゃん、おじいちゃんとおばあちゃん、そしてご近所の方をはじめ、介護施設を利用されている方やヨガに来てくださる方など、私はこれまで出会った人生の大先輩の方々に、戦争で多くの人の命が失われた悲しみ、物を大切に使うということ、思いやりの心など、多くのことを教えていただきました。困ったとき、「あの方ならこんなときどうするだろう……」と尊敬する方のことを思い浮かべると、いつも不思議と安心します。

人生の先輩方からいただいた言葉や、お手本にしたいふるまいというのは、まさに「生きた知恵」。学校や社会で習う「知識」とはまったく違うということを、シニアヨガを通じて気づき、実感しています。「生きた知恵」は、私の心に沁み、いつどんなときにも私という人間がぐらぐらしないようにしっかり支えてくれる根っことなり安心感を与えてくれ、それが生きる強さに繋がっているような気がします。私のように、高齢者の方々から「生きた知恵」を享受する若い世代が増えれば、日本はもっと活気づき豊かになるだろうなぁと思います。

現状の日本は、先進国の中でも特に癌《がん》や生活習慣病が多い国です。加えて認知症の患者数は年々増加しています。このままではせっかくの知恵も生かされることがなくなってしまいます。

ヨガは神経や免疫など、体の中枢の機能を整えて、病気になりにくい体をつくることができる健康法であることが最近の研究で明らかになってきました。また、ヨガで行う瞑想は、脳を活性化するとされ、予防医学が発達しているアメリカでは、医師がヨガを患者さんに「処方」するほど、効果が認められています。ただ、ヨガは薬を飲んだりするのとは違って、すぐに病気が治るような即効性はなく、毎日コツコツと続けていくことでしか効果を得られません。その代り、顔を洗ったり歯を磨いたりするのと同じように、ヨガで体と心のお手入れを実践すれば、一生病気になりにくい丈夫な体と心を保つことができるのです。

そして、ヨガを始めると同時に、食生活にも気をつけてみてください。「野菜と穀類中心の献立にする」「30回以上よく噛む」など、食事による体の負担を減らすことで、ヨガの効果はさらにアップします。

ヨガによって活力にあふれる体と心を手に入れたら、ぜひみなさんのまわりにいる人生の後輩たちに、よりよく生きるための知恵、人生のヒントを授けてください。そのために、お仕事やボランティアなどで社会との関わりを持つようにしていただきたいと思っています。

どうかみなさんの知恵と経験が日本をより豊かな国へと導いてゆきますように。

最後に、このような素晴らしい機会をつくってくださったライターの江口知子さん、編集部の角田多佳子さん、ヘアメイクの正木万美子さん、カメラマンの伊藤泰寛さん、ありがとうございます!
いつも私の活動を支えてくださっているsuria、ヨガスタジオTAMISA、ヨガジェネレーション、ヨガアソシエーションのみなさま、これまでお世話になったすべてのみなさまにも、感謝しお礼を申し上げます。シニアヨガを始めるきっかけをくださり、私を育ててくださったデイサービス「ゆずりは」の皆様にも、本当に感謝しています。こんな私でも見捨てないで支えてくれている大好きな家族と友人、いつも本当にありがとう。そして今回モデルをつとめてくれた私の自慢のおばあちゃん、いつまでも元気でいてね!
こうして感謝を伝えたい人を思い出しながら書いていると、自分の命は本当にたくさんの方に支えていただいているからこそ輝けている命なのだとしみじみ感じ、涙がこぼれます。
これからも命の限り多くの人々のお役に立つことで、これまで私を支えてくださったみなさまへのお返しとさせていただきたいと思っています。

この本を手に取ってくださったみなさまが、どうか幸せで健やかに暮らせますように。
祈りを込めて贈ります。

2016年3月　　山田いずみ

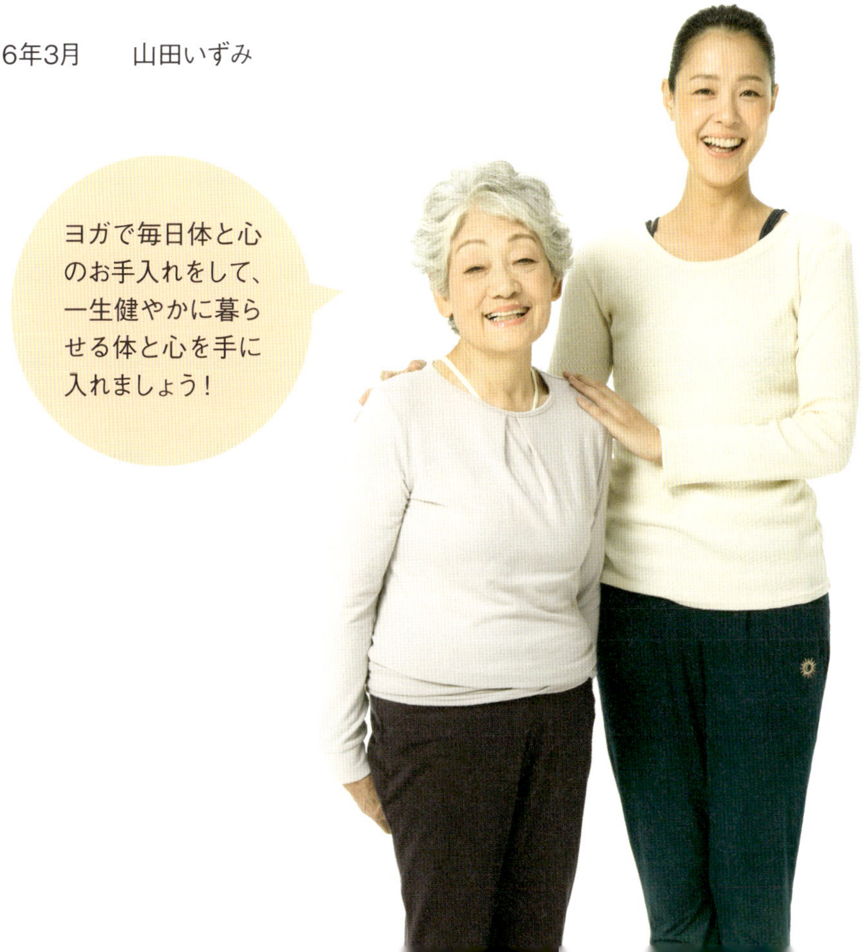
ヨガで毎日体と心のお手入れをして、一生健やかに暮らせる体と心を手に入れましょう!

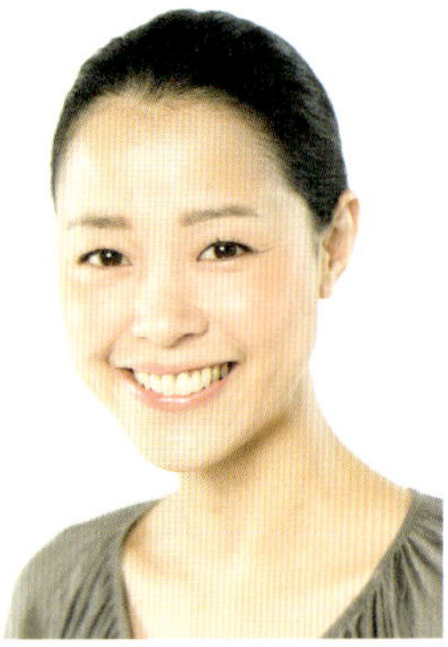

山田いずみ（やまだ・いずみ）

シニアヨガインストラクター・トレーナー、介護予防運動指導員、ヨガインストラクター、リストラティブヨガインストラクター。ファッション誌のモデルとして活躍するなか、心身の管理のためにヨガを始める。祖母がヨガで心身ともに元気になっていくのを目の当たりにし、シニアヨガを多くの人に知ってもらうためにインストラクター資格を取得。ヨガインストラクターとして指導経験を積んだのち、介護予防運動指導員となり、リハビリ施設運営会社に入社。現在は独立し、介護予防のためのシニアヨガクラスの開催や、各地でシニアヨガインストラクター養成講座やワークショップを行う。高齢者への指導時間は2000時間を超え、体をうまく動かせない人でもできるヨガの素晴らしさを広める活動をしている。

シニアヨガbiija（ビージャ）ホームページ　http://biija.jp

ブックデザイン	山本史子　五十嵐直樹（ダイアートプランニング）
撮影	伊藤泰寛（本社写真部）
企画・構成	江口知子
ヘアメイク	正木万美子（a feel）
モデル	山田真沙子
衣装協力	Yin Yang（株式会社YinYang） suria（株式会社インターテック）

講談社の実用ＢＯＯＫ

座《すわ》ってできる！
シニアヨガ

2016年３月17日　第１刷発行
2024年11月11日　第８刷発行

著　者　山田《やまだ》いずみ

発行者　清田則子
発行所　株式会社 講談社
〒112-8001 東京都文京区音羽2-12-21
編集　03-5395-3527
販売　03-5395-3606
業務　03-5395-3615
印刷所　共同印刷株式会社
製本所　株式会社若林製本工場

KODANSHA

ISBN978-4-06-299844-4